JN320245

病理学マスター

Pathology Master

[国家試験対策]
- はり師・きゅう師
- あん摩マッサージ指圧師
- 柔道整復師

影山照雄 著

医道の日本社

本書の特徴・使い方

　はり師・きゅう師、あん摩マッサージ指圧師、柔道整復師をめざす学生の方々を対象にした国家試験用『病理学』の参考書です。

　表組みと図により、複雑な事項も頭の中で視覚的にすっきりと整理できます。

　章の内容を確認するための練習問題も入っており、定期試験対策にも活用できます。また国家試験対策として、はり師きゅう師、あん摩マッサージ指圧師、柔道整復師の国家試験を、各資格ごとに単元別に整理。出題傾向の予想や苦手な項目を重点的に勉強することにも役立ちます。

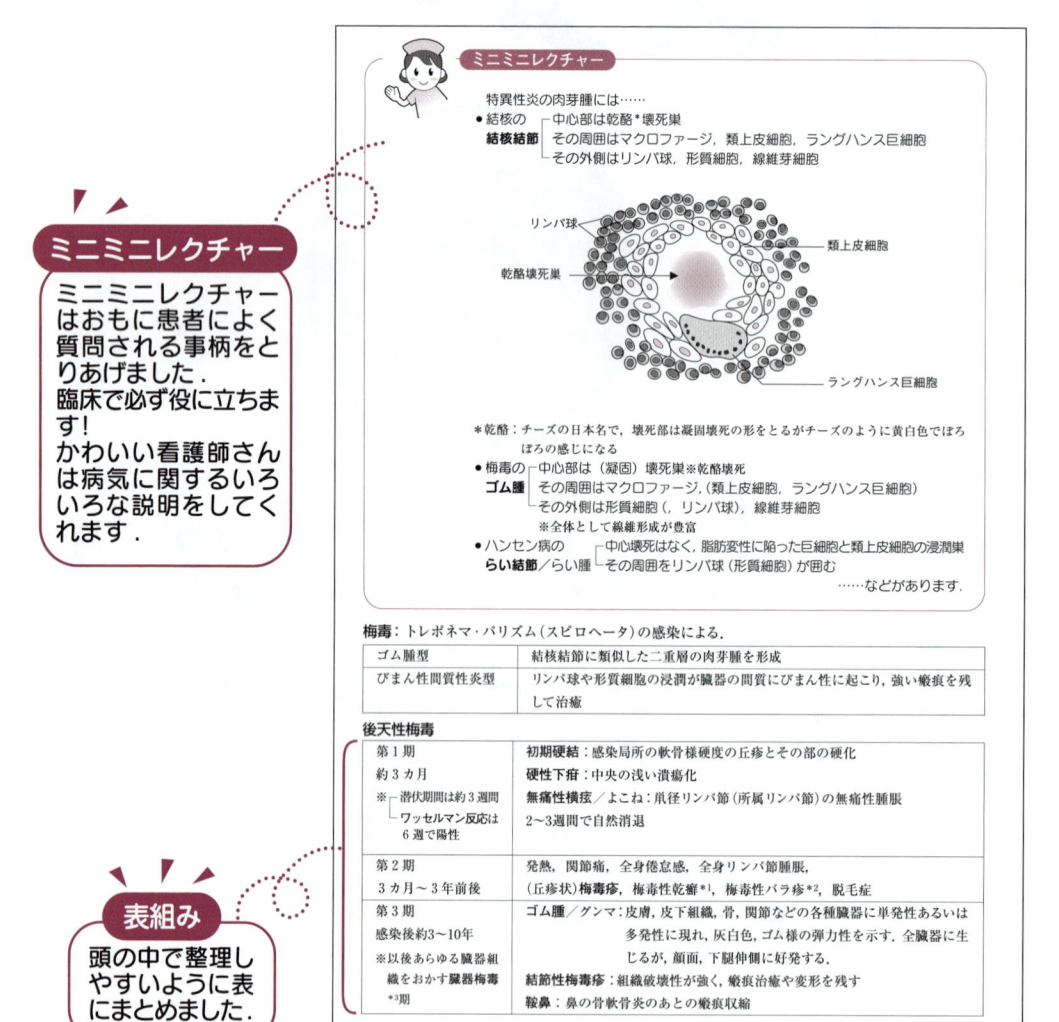

ミニミニレクチャー

特異性炎の肉芽腫には……

- 結核の**結核結節**
  - 中心部は乾酪*壊死巣
  - その周囲はマクロファージ，類上皮細胞，ラングハンス巨細胞
  - その外側はリンパ球，形質細胞，線維芽細胞

（図：リンパ球、乾酪壊死巣、類上皮細胞、ラングハンス巨細胞）

*乾酪：チーズの日本名で，壊死部は凝固壊死の形をとるがチーズのように黄白色でほろほろの感じになる

- 梅毒の**ゴム腫**
  - 中心部は（凝固）壊死巣※乾酪壊死
  - その周囲はマクロファージ，（類上皮細胞，ラングハンス巨細胞）
  - その外側は形質細胞（，リンパ球），線維芽細胞
  - ※全体として線維形成が豊富

- ハンセン病の**らい結節**／らい腫
  - 中心壊死はなく，脂肪変性に陥った巨細胞と類上皮細胞の浸潤巣
  - その周囲をリンパ球（形質細胞）が囲む

……などがあります．

ミニミニレクチャー
ミニミニレクチャーはおもに患者によく質問される事柄をとりあげました．臨床で必ず役に立ちます！かわいい看護師さんは病気に関するいろいろな説明をしてくれます．

梅毒：トレポネマ・パリズム（スピロヘータ）の感染による．

ゴム腫型	結核結節に類似した二重層の肉芽腫を形成
びまん性間質性炎型	リンパ球や形質細胞の浸潤が臓器の間質にびまん性に起こり，強い瘢痕を残して治癒

後天性梅毒

第1期 約3カ月 ※潜伏期間は約3週間 ワッセルマン反応は6週で陽性	初期硬結：感染局所の軟骨様硬度の丘疹とその部の硬化
	硬性下疳：中央の浅い潰瘍化
	無痛性横痃／よこね：鼠径リンパ節（所属リンパ節）の無痛性腫脹 2～3週間で自然消退
第2期 3カ月～3年前後	発熱，関節痛，全身倦怠感，全身リンパ節腫脹，（丘疹状）梅毒疹，梅毒性乾癬*1，梅毒性バラ疹*2，脱毛症
第3期 感染後約3～10年 ※以後あらゆる臓器組織をおかす臓器梅毒*3期	ゴム腫／ガンマ：皮膚，皮下組織，骨，関節などの各種臓器に単発性あるいは多発性に現れ，灰白色，ゴム様の弾力性を示す．全臓器に生じるが，顔面，下腿伸側に好発する．
	結節性梅毒疹：組織破壊性が強く，瘢痕治癒や変形を残す
	鞍鼻：鼻の骨軟骨炎のあとの瘢痕収縮

表組み
頭の中で整理しやすいように表にまとめました．

トライTry 練習問題（第4章）

正には○，誤には×をつけよ（×の場合はその誤りを訂正してください）．

1. 充血とは静脈血が充満した状態をいう．
2. 充血部位は温度の上昇が見られ暗赤色調を呈する．
3. 消化時の消化管にも生理的に充血がみられる．
4. うっ血は静脈血の流入が妨げられることにより起こる
5. うっ血では還元ヘモグロビンが減少するので暗赤色調を呈する．
6. うっ血では毛細管壁の透過性が亢進し水腫が生じる．

31. 心筋梗塞の発作直後にはニトログリセリンが有効である．
32. 脳梗塞は壊死巣に肉芽組織が速やかに形成され器質化される．
33. 肺梗塞は右上葉に頻度が高く，下肢の深在性静脈血栓に起因することが多い．
34. 心不全では全身とくに上半身に浮腫が起きる．
35. 右心不全では夜間発作性呼吸困難，起坐呼吸，チェーンストークス呼吸などをきたす．
36. 肝硬変では腹水が貯留する．

トライTry練習問題
「トライTry練習問題」は本文で抜けた事項も入っていますので、必ずチャレンジしてください！

腫瘍の発生

イニシエーター／発癌因子／発癌要因
↓ DNAに変化
　分裂・増殖　　　　発育
正常細胞 → 癌細胞 → 臨床的な癌 → 悪性腫瘍
　イニシエーション　プロモーション　プログレッション
　（発癌の開始）　　（癌化の促進）　（悪性化が進む）

　　　　　　　　固定癌　前癌　潜伏癌

前癌性病変	老人性過角化症，火傷の瘢痕，慢性胃炎（特に悪性貧血患者の萎縮性胃炎），乳腺症，肝硬変	癌ではないが癌化の可能性，または深い関係のある疾病
異形成	食道・子宮頸部の扁平上皮の異形成上皮→食道癌，子宮頸（部）癌	
異型増殖	胃腺腫→胃癌，大腸腺腫→大腸癌	
化生	腸上皮化生した胃粘膜→胃癌	
側癌変化	胃癌に先行する胃潰瘍，乳癌に先行する乳腺症，肝癌に先行する肝硬変　※B型，C型肝炎ウイルスによる肝硬変は除く	

腫瘍の発生原因

イニシエーター／起癌要因	正常細胞を腫瘍細胞に変異させる因子
プロモーター／育癌要因	それ自体は発癌を誘起しないが，発癌効果を有する／イニシエーションを受けた細胞の増殖を促進

ミニミニレクチャー

- 発癌理論・2段階説：遺伝子傷害性をもつ発癌物質／イニシエーターとその作用を増強する物質／プロモーターにより発癌が促進される．
- 発癌理論・多段階（発癌）説：発癌にはいくつかの遺伝子の突然変異が加わり，多くの段階を経る．

物理的発癌因子

放射線	慢性骨髄性白血病，甲状腺癌，肺癌，乳癌，胃癌，多発性骨髄腫，皮膚癌
	例 レントゲン技師→皮膚癌・白血病，ラジウム（α線）→骨肉腫，トロトラスト（α線）→肝癌
紫外線，火傷の瘢痕	皮膚癌
虫歯	舌癌
パイプ使用者	口唇癌

※物理的，化学的発癌物質の特徴は**蓄積効果**．刺激総量が閾値を超えた時発病する／**加算効果**．しかしこれを受ける個体の側の感受性／耐容能によって閾値は異なる

化学的発癌因子

コールタール中のベンツピレン，ヒ素	皮膚癌
アニリン誘導体	膀胱癌
ニトロ化合物	胃癌

太字
太字は重要項目を示しますが，「試験で出題したい」と教員が考えそうな項目もチェックして強調しました！ 期末試験，実力試験，卒業試験などの参考にしてください．

ミニミニレクチャー
ガイコツ博士は人体に関するいろいろなことを教えてくれます！

国家試験問題
国家試験問題は出題年ではなく、出題範囲を明確にするために単元ごとにまとめました．
出題傾向の予想に，ぜひ参考にしてください！

はり師きゅう師国家試験問題

1. 病理学の基礎
※出題なし

2. 疾病の一般

問1 疾患の分類について誤っているのはどれか．
1. 急性と慢性　　2. 先天性と続発性
3. 器質的と機能的　4. 限局性と全身性

問2 原因疾患とその続発症との組合せで適切でないのはどれか．
1. 糖尿病・・・・網膜症
2. 動脈硬化症・・・心筋梗塞

1. カリウム・・不整脈　2. 鉄・・・・貧血
3. 銅・・ウイルソン病　4. ヨウ素・・甲状腺腫

問9 熱傷による作用として誤っているのはどれか．
1. 蛋白質の凝固　　2. 細胞膜の崩壊
3. 酵素の活性化障害　4. DNAの溶解

問10 踵の足底面中央への米粒大の透熱灸で、熱傷害が瘢痕を形成するのに最も関与するのはどれか．
1. 表皮　　2. 真皮表層
3. 真皮深層　4. 皮下組織

本書の中で使われている約物は以下の意味です．
① 「：」…「つまり」，「すなわち」の意味で使っています．
　　「；」は「：」で説明したことのさらに詳しい説明をする場合に使っています．
② 「※」… 追加説明をする場合に使っています．
③ 「*」… 文章中の用語の解説に使っています．
④ 「／」… 「and」と「or」の意味で使っています．
⑤ （　　　）… 国家試験への頻出度は少ないが、覚えておいた方がいい場合に使っています．

Contents 目次

　　　　　の部分は，その項の主な内容となります．

本書の使い方

第1章　病理学の基礎

■組織標本染色法　p.1
結合組織染色，粘液染色，アミロイド染色，染色体染色，内分泌細胞の染色，メラニン細胞の染色，カルシウム染色／石灰染色，鉄染色，脂肪染色，HEヘマトキシリン・エオジン染色，ワンギーソン染色，アザン・マロリー染色，レゾルシン・フクシン染色，鍍銀法，PAS反応，アルシアンブルー染色／AB染色，ムチカルミン染色／マイヤー染色，コンゴーレッド染色，アセト・オルセイン染色，グリメリウス染色，好銀性染色，フォンタナ・マッソン染色／銀還元法，（フォン・）コッサ染色，ベルリン青染色／プルシアンブルー染色，オイルレッドO染色，ズダンⅢ染色，グラム染色，メチレンブルー染色，チール・ネルゼン染色，グロコット染色／グロコット・ゴモリ染色／メセナミン硝酸銀染色

第2章　疾病の一般

■疾病　p.2
先天性疾患，後天性疾患，遺伝性疾患，非遺伝性疾患，局所性疾患／限局性疾患，全身性疾患／系統的疾患，器質的疾患，機能的疾患，急性疾患，慢性疾患，原発性疾患／一次性疾患，続発性疾患／二次性疾患，特発性疾患／本態性疾患，主疾患，合併症，伝染性疾患／感染症，非感染症

病変
循環障害，退行性病変，進行性病変，炎症，腫瘍，先天性異常／奇形，免疫異常，アレルギー

症候
自覚症状，他覚症状，直接症状，間接症状，一般症状，特徴的症状／指定症状

症候群 syndrome
疾病の経過
潜伏期，前駆期，侵襲期，極期，消退期，回復期，急性，亜急性，亜慢性，慢性

予後
予後良，疑予後，予後不良

転帰
治癒，完全治癒，不完全治癒，不治，死

第3章　病因

■病因　p.4
内因，外因，主因，副因／誘因

■内因　p.4
素因
一般的素因／生理的素因，病的素因，先天性素因，後天性素因，局所性素因，全身性素因，素質

遺伝的素因

先天性代謝異常症，染色体異常症
年齢素因
性素因
人種素因／民族素因
臓器素因／器官素因
病的素因
先天性素因，後天性素因，異常体質／病的体質

体質／個人的素因
肥満型，やせ型，胸腺リンパ体質，滲出性体質，アレルギー体質，分裂病型，躁うつ病型，無力性体質／無緊張症，弛緩症，薬物過敏症／（薬物）特異体質／薬物アレルギー，関節性体質，卒中体質，形成不全体質／低形成体質／発育不全体質／小児形，児形体質／小児症，血管神経性体質

遺伝
内分泌異常
免疫
心因性疾患／心身症

■外因　p.7
栄養素の供給障害
栄養素／エネルギーの過剰と不足
飢餓
無機塩類過剰症と欠乏症
ビタミン過剰症と欠乏症
水の過剰症と欠乏症
水中毒，脱水
酸素の過剰症と欠乏症
外窒息，内窒息

物理的病因作用
機械的病因作用
挫滅症候群，ミオグロビン
温度的病因作用
熱射病，日射病，熱傷の分類／熱傷の4期，低温火傷，紅斑，水疱形成，潰瘍化，炭化，カーリング潰瘍／急性出血性潰瘍，気道熱傷，1度熱傷／紅斑性熱傷，浅達性2度熱傷／水疱性熱傷，深達性2度熱傷／水疱性熱傷，第3度熱傷／焼痂性熱傷，凍死，凍傷，凍瘡／通称しもやけ，紅斑，水疱形成，壊死，壊疽

放射性エネルギーの病因作用
放射線に対する感受性，ベルゴニートリボンドーの法則
光線の病因作用
紫外線，赤外線，紫外線眼炎，色素性乾皮症
音波の病因作用
電流の病因作用
直流，高圧交流電流，電撃紋／リヒテンベルグの模様
気圧の病因作用
高気圧，低気圧／低酸素状態，潜函病／

ケイソン病，高山病，航空病
気象の病因作用
気象病，季節病，フェーン現象
化学的病因作用
接触による障害／腐蝕毒
イペリット／マスタードガス，サリン
中毒
フグ毒・テトロドトキシン，クラーレ・ツボクラリン，サポニン，カビ毒・マイコトキシン，アフラトキシン，一酸化炭素CO中毒，青酸HCN中毒，ベンゼン，過酸化窒素NOx中毒，タバコ中毒，アルコール依存症
職業病
塵肺症，珪肺症，アスベスト肺
医原病
サリドマイド，アザラシ肢症，インドメタシン，コルヒチン，クロラムフェニコール，サルバルサン，クロールプロマジン，ヒドラジッド，フェナセチン，水銀利尿剤，ペニシリン，カナマイシン，ブレオマイシン，メトトレキセート，アスピリン整腸止痢剤キノフォルム，スモン病／亜急性脊腸視神経障害，アナフィラキシー・ショック

環境汚染と公害
大気汚染，水質汚濁，CO，CO_2，NO_X，（光化学）オキシダント，水銀・水俣病，カドミウム・イタイイタイ病，砒素・ヒ素ミルク事件，鉛，6価クロム，有機燐，パラチオン，有機塩素系農薬・DDT／BHC，PCBポリ塩化ビフェニール，内分泌撹乱作用（／環境ホルモン），カネミ油症，ダイオキシン類，工場排煙，亜硫酸ガスSO_2，四日市喘息

生物的病因作用
病原微生物
ウイルス，クラミジア，リケッチア，細菌，スピロヘータ，カンピロバクター，真菌，原虫，鳥インフルエンザ
寄生体
サナダ虫，無鉤条虫，有鉤条虫，肺吸虫，肝吸虫，日本住血吸虫，回虫，蟯虫，東洋毛線虫，シラミ，ノミ，カ，プリオン，クロイツフェルト・ヤコブ病，クールー
感染
不顕性感染／無症候性感染，遅発性ウイルス感染／スローウイルス感染，混合感染，二次感染，再感染，感染成立の三要因，直接感染，間接感染，侵入門戸，菌体外毒素／エキソトキシン，菌体内毒素／エンドトキシン

生体の抵抗性
免疫能，非特異的防御機構，高次の働き
日和見感染
院内感染，メチシリン耐性黄色ブドウ球菌MRSA，後天性免疫不全症候群AIDS HIVヒト免疫不全ウイルス，ニューモシス・カリニ肺炎，カポジ肉腫，菌交代現

v

象，薬剤耐性感染症

トライTry練習問題（第1章～第3章） p.15

第4章 循環障害／血液とリンパ，および関連するもの

■循環障害 p.17

■充血 p.17
生理的充血／作業性充血／機能性充血，炎症性充血，（血管運動）神経性充血，筋（麻痺）性充血，代償性充血，側副性充血，反射性充血

■うっ血 p.18
肺うっ血，肝うっ血，下肢のうっ血，肝硬変症，うっ血性心不全，うっ血腎，うっ血性脾腫，心臓病細胞，心不全細胞，にくずく肝，冠側副循環，冠側副血行路，門脈側副循環，門脈側副血行，メズサの頭，食道静脈瘤

■虚血／（局所性）貧血 p.19
神経性貧血，閉塞性貧血，圧迫貧血，筋痙攣性貧血，反射性貧血，代償性貧血，レイノー病，バージャー病，結節性動脈周囲炎，血行停止，全身性の貧血，失血性貧血／出血性貧血，欠乏性貧血，鉄欠乏性，大赤血球性，再生不良性貧血／形成不全貧血，溶血性貧血

■出血 p.19
血管壁に原因する出血の分類
破綻性出血，漏出性出血／浸出性出血
血管別による出血の分類
動脈性出血，静脈性出血，毛細血管性出血／実質性出血
部位別による出血の分類
内出血，外出血
出血の形状による分類
点状出血，斑状出血，紫斑，血腫
臓器別の出血の分類
喀血，吐血，下血／メレナ，血尿，血胸，紫斑病
出血性素質
血小板，血友病
出血の結果
ヘモグロビン，ヘモジデリン，ヘマトイジン，心タンポナーデ
止血の機序
播種性血管内凝固／汎発性血管内血液凝固 DIC

■血栓症 p.21
血栓の形成と種類
血小板血栓，析出血栓／白色血栓，混合血栓，凝固血栓／赤色血栓，球状血栓

血栓形成の（3）条件
血栓の好発部位
静脈血栓，動脈血栓
血栓の運命／転帰
器質化，再疎通，塞栓化，軟化，化膿，石灰化，プラスミン

■塞栓症 p.22
静脈性塞栓，動脈性塞栓，交叉性塞栓／奇異（性）塞栓，逆行性塞栓，血栓塞栓，空気塞栓，脂肪塞栓，骨髄塞栓，腫瘍塞栓
塞栓症の転帰

■梗塞 p.22
貧血性梗塞／白色梗塞，出血性梗塞／赤色梗塞，心筋梗塞，腎梗塞，脳梗塞，脳軟化，肺梗塞
梗塞巣の転帰

■浮腫／水症／水腫 p.23
浮腫の成因
浮腫の原因的分類
うっ血性水腫，腎（臓）性水腫，消耗性水腫，飢餓浮腫，悪液質性水腫，戦時浮腫，血管神経性水腫，充血性水腫，補腔性水腫，リンパ還流障害性水腫，化学性水腫，内分泌性水腫，炎症性水腫，漏出液，滲出液，リバルタ反応
浮腫の転帰

■全身的循環障害 p.24
脱水症
高張性脱水症／一次的脱水症，低張性脱水症／二次性脱水症，混合型脱水症／等張性脱水症
高血圧症
本態性高血圧，続発性高血圧／二次性高血圧，悪性高血圧
心不全
左心不全，右心不全
ショック
出血性ショック，アナフィラキシーショック，熱傷性ショック，心原性ショック，エンドトキシンショック／細菌性ショック／敗血症性ショック，外傷性ショック，神経原性ショック

トライTry練習問題（第4章） p.26

第5章 退行性病変／代謝障害

■退行性病変 p.27
萎縮
数的減少，細胞縮小，単純萎縮，数的萎縮，真性萎縮，変性萎縮，低形成／発育不全，退縮，偽肥大／仮性肥大
全身性萎縮

生理的萎縮／老人性萎縮，病的萎縮，飢餓萎縮，悪液質萎縮／栄養障害性萎縮
局所性萎縮
生理的萎縮，病的萎縮，変性萎縮，無為萎縮／不動作性萎縮／廃用性萎縮，圧迫萎縮，神経性萎縮，内分泌性萎縮，貧血性萎縮，放射線性萎縮，中毒性萎縮，急性黄色肝萎縮，シーハン病，萎縮の結果

変性
空胞変性／水様変性，混濁腫脹／実質変性，硝子滴変性，硝子様変性，硝子化，角化（変性）／角質変性，過角化症，アミロイド変性，類でんぷん変性／アミロイドーシス，脂肪変性／アテローム変性／脂肪変態，糖原／グリコーゲン変性，フィブリノイド変性／類線維素変性，粘液変性，類膠変性／コロイド変性，アテローム硬化症／粥状動脈硬化症，高脂血症，脂肪過多症／肥満症，脂肪沈着症，リポイド沈着症／脂質沈着症

尿酸代謝異常／痛風
カルシウム代謝異常
コレステロール系胆石，ビリルビン系胆石，転移性石灰沈着，異栄養性石灰化，骨多孔症／骨粗鬆症

色素代謝異常／色素変性
褐色萎縮，リポフスチン／脂褐素，ヘモジデローシス／血鉄素症，ヘモクロマトーシス，青銅色糖尿病，ヘモジデリン／血鉄素，心臓病細胞／心不全細胞，ヘモグロビン，ビリルビン，肝前性黄疸／溶血性黄疸，機能亢進性黄疸，肝細胞性黄疸／貯留性黄疸，肝後性黄疸／閉塞性黄疸，うっ滞性黄疸，吸収性黄疸，新生児黄疸／生理的黄疸，核黄疸／ビリルビン脳症，非抱合型ビリルビン，抱合型ビリルビン，間接ビリルビン，直接ビリルビン，メラニン沈着

壊死
壊死の原因
壊死の分類
凝固壊死，融解壊死，壊疽／脱疽
壊死巣の転帰

加齢と老化
加齢による変化
老化によって変化を受けやすい臨床検査成績
臓器の老化
老人斑，アルツハイマー神経原線維変化

死
現在の法的死の判定基準，アポトーシス，アポビオーシス

死体現象
死冷，死斑，死後硬直／死剛，自己融解／自己消化，腹部の膨満，乾燥

生活習慣病
糖尿病

第6章 進行性病変／活動性病変

■**進行性病変**　p.34

肥大
真性肥大, 偽肥大, 仮性肥大, 労働性肥大／仕事肥大／作業肥大, 代償性肥大, 内分泌性肥大, 刺激性肥大／炎症性肥大, 再生性肥大, 特発性肥大, 補腔性肥大, 退縮不全肥大

増殖／過形成／増生

再生
再生の法則

再生能力

再生の機転

化生

移植
自己／自家移植, 同種移植, 同系移植, 異系移植, 異種移植, 拒否反応HVG, 骨髄移植, 移植片対宿主GVH反応

臓器保存
単純表面冷却保存, 低温灌流保存

創傷の治癒

創傷治癒の経過
ケロイド, 一次的治癒／直接的治癒, 二次的治癒／間接的治癒, 肉芽組織

骨折の治癒
類骨組織, 仮骨, 類骨, 偽関節／仮関節

（組織内）異物の処理
排除, 吸収, 貪食, 融解, 器質化, 被包, 異物（型）巨細胞, ラングハンス巨細胞, アショフ細胞, 破骨細胞, トートン型巨細胞

トライＴｒｙ練習問題（第5章, 第6章）
　　　　　　　　　　　　　　p.38

第7章 炎症

■**炎症**　p.40
非特異性炎, 特異性炎, 急性炎症の5大徴候

炎症の原因：傷害因子／催炎体

炎症反応

炎症の経過

炎症の時間的経過

炎症の形態学的変化／組織像の移り変わり

炎症（担当）細胞
好中球, 好酸球, 好塩基球／肥満細胞／マスト細胞, 単球／組織球／マクロファージ, リンパ球

遊走因子

（滲出反応の化学）伝達物質
ヒスタミン, セロトニン, ブラジキニン, プロスタグランジン, ロイコトリエン, キニン, アラキドン酸

滲出物の役割

全身への影響
C反応性蛋白質C-r (eactive) p (rotein)

変質性炎
変質性炎／退行性炎, 実質性炎

滲出性炎
漿液性炎

線維素性炎
（線維素性）肺炎, 偽膜, 絨毛心

化膿性炎
膿痕, 蜂窩織炎／蜂巣織炎／フレグモーネ, 蓄膿, 膿性カタル／膿漏

出血性炎

腐敗性炎／壊疽（性炎）

増殖性炎

特異性炎／肉芽腫性炎

結核症（の経過）
初期変化群／一次結核症, 二次結核症, 血行性播種, 粟粒結核症, 腰椎カリエス, 冷膿瘍, 流注膿瘍, るいれき

結核症の治癒形式
開放性治癒, 瘢痕性治癒, 被包性治癒, 結核の結核結節, 梅毒のゴム腫, ハンセン病のらい結節／らい腫, 乾酪壊死巣, マクロファージ, 類上皮細胞, ラングハンス巨細胞

梅毒
トレポネマ・パリズム, ゴム腫型, びまん性間質性炎型

後天性梅毒
ワッセルマン反応, 臓器梅毒, 初期硬結, 硬性下疳, 無痛性横痃／よこね, 梅毒疹, 梅毒性乾癬, 梅毒性バラ疹, ゴム腫／グンマ, 結節性梅毒疹, 鞍鼻脊髄癆, 神経梅毒／脳脊髄梅毒, 進行麻痺

先天性梅毒

癩／レプラ／ハンセン病
結節癩, 獅子面／獅子顔貌, 斑紋癩

その他の特異性炎
野兎病, サルコイドーシス, 腸チフス, リウマチ熱, 関節リウマチ, 鼠径リンパ肉芽腫症／第4性病, 異物性肉芽腫

第8章 免疫異常・アレルギー

■**免疫**　p.47
自己, 非自己, 自然免疫／先天免疫, 獲得免疫／後天免疫, （体）液性免疫, 細胞性免疫

免疫系
中枢性リンパ組織, 末梢性リンパ組織, 骨髄, 胸腺

リンパ球
T細胞／Tリンパ球／胸腺由来細胞, B細胞／Bリンパ球／骨髄由来細胞, キラーT細胞, ヘルパーT細胞, サイトカイン, 形質細胞／プラズマ細胞

抗原と抗体
免疫複合体／抗原抗体複合物, 補体, オプソニン

抗原
抗原決定基, 完全抗原, 不完全抗原／ハプテン

免疫反応
液性免疫, 細胞性免疫

抗体／免疫グロブリンIg／γ-グロブリン
IgG, IgA, IgM, マクログロブリン, IgD, IgE, 胎盤通過性, オプソニン化

（エフェクター）T細胞
細胞傷害性T細胞／キラーT細胞Tc, 遅延（型過敏）反応T細胞Td, ヘルパーT細胞Th, Th1, Th2, サプレッサーT細胞Ts, ナチュラルキラー細胞／NK細胞

サイトカイン／リンホカイン
インターロイキンIL, インターフェロンIFN, コロニー刺激因子CSF, 細胞傷害性サイトカイン, 腫瘍壊死因子, パーフォリン

免疫不全

先天性免疫不全／原発性免疫不全
（伴性）（ブルトン型）無ガンマグロブリン血症, ディ・ジョージ症候群, スイス型無ガンマグロブリン血症／重症複合型免疫不全症, IgA単独欠損症, 低γグロブリン血症

後天性免疫不全／続発性免疫不全

自己免疫疾患
膠原病, 関節リウマチRA, 橋本病／慢性甲状腺炎, 全身性エリテマトーデスSLE, 多発性筋炎, （結節性）多発動脈炎／結節性動脈周囲炎, 強皮症／（進行性）全身性硬化症, ベーチェット病, リウマチ熱, （リウマトイド・）パンヌス, リウマトイド因子, 抗核抗体, 抗DNA抗体, LE細胞, ループス腎炎, ヘリオトロープ皮疹, ゴットロン徴候, （皮膚）針反応

■**アレルギー**　p.51
I型, 液性免疫, レアギン, II型, III型, IV型, 即時型／アナフィラキシー型, 細胞傷害型／毒素型／融解型, 免疫複合体型／アルサス型／血清病型, 遅延型／T細胞依存型, V型／刺激型／機能亢進型／抗レセプター抗体反応, アナフィラキシー・ショック, アトピー, グッドパスチャー症候群

トライＴｒｙ練習問題（第7章, 第8章）
　　　　　　　　　　　　　　p.53

第9章 腫瘍

■**腫瘍**　p.55

良性腫瘍と悪性腫瘍
成熟型腫瘍, 未成熟型腫瘍

腫瘍の形態的特長

外形
色調
硬さ
髄様癌，硬（性）癌／スキルス
方向

腫瘍細胞
異型性，核異型，（細胞）極性／方向性，核細胞質比N／C比，異倍数性／異数性，標識染色体／マーカー染色体，モノソミー，トリソミー，テトラソミー　フィラデルフィア染色体ph^1

腫瘍組織
上皮性良性腫瘍，上皮性悪性腫瘍，非上皮性良性腫瘍，非上皮性悪性腫瘍，高分化型／成熟型，低分化型／未成熟型／退行型

腫瘍の発生
イニシエーター／発癌因子，イニシエーション，プロモーション，プログレッション，固定癌，前癌，潜伏癌，前癌性病変，異形成，異型増殖，化生，側癌変化

腫瘍の発生原因
イニシエーター／起癌要因，プロモーター／育癌要因，発癌理論，2段階説　多段階（発癌）説

物理的発癌因子
化学的発癌因子
生物学的発癌因子／ウイルス（,細胞）

EBウイルスEpstein-Barr virus，ヒトパピローマウイルス，ヘリコバクターピロリ菌

年齢的素因
性的素因
臓器的素因
人種的素因
遺伝的素因

神経線維腫症／（フォン）レックリングハウゼン病，家族性大腸腺腫症／家族性大腸ポリポーシス，色素性乾皮症

染色体異常
内分泌異常
免疫異常
（癌増殖の）プロモーター

腫瘍の増殖と進展
TNM分類，早期胃癌の肉眼分類，（ボールマンの）進行胃癌の肉眼分類，不顕性癌，再発

転移
血行性転移
リンパ行性転移
ウィルヒョウリンパ節
播種性転移
クルーケンベルグ腫瘍，シュニッツラー転移

腫瘍が生体局所へ及ぼす影響
腫瘍が全身へ及ぼす影響
ホルモン産生腫瘍／機能性腫瘍，異所性ホルモン産生腫瘍

腫瘍の診断
画像診断法，組織診断，腫瘍マーカー

腫瘍マーカー／癌（細胞）マーカー／悪性腫瘍特異物質
αフェトプロテインAFP，癌胎児性抗原／癌胎児性蛋白CEA，Ca19-9／糖鎖抗原19-9，ヒト絨毛性ゴナドトロピンhCG

腫瘍に及ぼす宿主の影響／宿主側の抵抗
予後因子
発癌に関わる（予防のための）因子
治療
癌（腫）と肉腫の比較
腫瘍の分類
4つの大きな系列による分類
良性腫瘍，悪性腫瘍，上皮性腫瘍，非上皮性腫瘍，造血リンパ組織腫瘍，神経性腫瘍

混合腫瘍
間葉性混合腫瘍，類臓器性混合腫瘍，奇形腫

癌の組織学的な特徴からの分類／発生母地の上皮の種類により分類
扁平上皮癌／類表皮癌，腺癌，移行上皮癌／尿路上皮癌，未分化癌／退形成癌／単純癌，カルチノイド，癌真珠／角化真珠，上皮内癌，非浸潤癌，基底細胞癌／基底細胞腫，高分化（型）腺癌，中分化（型）腺癌，低分化（型），腺癌，粘液（性）癌／膠様腺癌，印環細胞（腺）癌，小細胞癌，大細胞癌，巨細胞癌

胃癌
肺癌
大腸癌
肝癌
前立腺癌
腎癌
子宮癌
乳癌
トライＴｒｙ練習問題（第9章）
p.66

第10章　先天性異常

■先天性異常　　　　　　　p.68
（先天性）代謝異常
（先天性）アミノ酸代謝異常症，糖原病／グリコーゲン蓄積病，脂質蓄積症／リピドーシス，フェニルケトン尿症，ゴーシェ病，ニーマン・ピック病／スフィンゴミエリン蓄積症，ファンコーニ型糖原病／ファンコーニ・ビッケル症候群

奇形
染色体異常
染色体の数の異常
モノソミー，トリソミー，ターナー症候群，クラインフェルター症候群

染色体の構造の異常
欠失，転座，逆位，重複，猫鳴き症候群，慢性骨髄性白血病，急性骨髄性白血病，シャルコー・マリー・トゥース病

常染色体異常
ダウン症候群／蒙古症，猫鳴き症候群，猿線

性染色体異常
ターナー症候群，クラインフェルター症候群，45XOモノソミー，47XXYトリソミー

環境（などの）因子による障害
風疹・先天性風疹症候群，梅毒スピロヘータ・早発性先天梅毒，サイトメガロウイルス・（先天性）巨細胞封入体症，トキソプラズマ症，放射線，サリドマイド・アザラシ肢症

奇形成立の時期
奇形の発現形式
奇形の種類
二重体奇形，単体奇形，二重尿管，臍帯ヘルニア，横隔膜ヘルニア，狼咽，馬蹄腎，先天性巨大結腸症，メッケル（の）憩室／臍腸管憩室，嚢胞腎，頚嚢胞，動脈管開存，潜伏睾丸／停留精巣，食道気管瘻，臍瘻，ファロー四徴大血管転位

奇形の発生頻度／奇形発生率

遺伝性疾患
単（一）因子性遺伝の形式をとる疾患
伴性劣性遺伝
第Ⅷ因子異常症を血友病A，第Ⅸ因子異常症を血友病B，赤緑色盲／赤緑色弱，（伴性）無γ-グロブリン血症　巨大角膜，デュシエンヌ型（進行性）筋ジストロフィー／仮性肥大性筋ジストロフィー

常染色体劣性遺伝
フェニルケトン尿症，ガラクトース血症，クレチン症，白皮症，楓糖尿症／メープルシロップ尿症，ヒスチジン尿症，ホモシスチン尿症，先天性副腎過形成，ウィルソン病／肝レンズ核変性症，糖原病／グリコーゲン蓄積症1a型，ゴーシェ病，ニーマン・ピック病，カイザー・フライシャー輪，グルコセレブロシド

常染色体優性遺伝
マルファン症候群，フォンレックリングハウゼン病，結節性硬化症／ブルヌ

ヴィーユ-プリングル病，家族性大腸ポリポーシス／家族性大腸腺腫症，常染色体優性遅発性近位型筋ジストロフィー
多因子性遺伝の形式をとる疾患
染色体異常
慢性骨髄性白血病，Ph染色体／フィラデルフィア染色体

第11章　運動器の病理

■**骨の障害**　　　　　　　　p.74
先天性骨系統疾患
軟骨形成不全症／胎児性軟骨異栄養症／軟骨無形成症，骨形成不全症／骨化不全症，大理石（骨）病／先天性骨硬化症，マルファン症候群／クモ指症
骨の萎縮
骨の循環障害
虚血性骨端壊死／ペルテス病／骨端症／扁平股，（肺性）肥大性骨関節症／太鼓ばち指
骨の代謝異常
骨粗鬆症／骨多孔症，骨パジェットPaget病／変形性骨炎，（下垂体性）巨人症，先端巨大症，末端肥大症，副甲状腺機能亢進症／上皮小体機能亢進症，原発性副甲状腺機能亢進症，続発性副甲状腺機能亢進症，くる病
骨の炎症
非特異性炎
化膿性骨髄炎
腐骨，骨柩
特異性炎
骨結核／カリエス，結核性脊椎炎／脊椎カリエス
組織球増殖症
好酸球性肉芽腫／ランゲルハンス細胞組織球症，レッテラー・シーベ病，ハンド・シュラー・クリスチャン病／シュラー・クリスチャン病，ゴーシェ病／グルコシルセラミドーシス
原発性骨腫瘍
骨軟骨腫／外軟骨腫，軟骨腫／内軟骨腫，軟骨芽細胞腫／良性軟骨芽細胞腫，軟骨肉腫骨腫，骨肉腫
骨髄腔の腫瘍
多発性骨髄腫／形質細胞性骨髄腫，カーラー病，悪性リンパ腫，骨悪性リンパ腫，巨細胞腫
非ホジキンリンパ腫，ホジキン病，ホジキン細胞，リード・ステルンベルグ細胞
骨の腫瘍様病変
孤立性骨囊胞／単発性骨囊胞，動脈瘤性骨囊胞
関節の先天性異常
先天性股関節脱臼，先天性内反足（オルトラーニ・）クリック徴候

■**関節の障害**　　　　　　　p.78
関節の代謝障害
痛風
関節の炎症
漿液性関節炎，化膿性関節炎，結核性関節炎
関節パンヌス，白腫
リウマチとその類縁疾患
若年性関節リウマチ／小児特発性関節炎／スティル病，（慢性）関節リウマチ／リウマチ様関節炎／リウマチ，変形性関節症
リウマチ結節／リウマトイド結節／皮下結節
関節の腫瘍
ガングリオン（囊胞）／結節腫，腱鞘巨細胞腫／結節性腱滑膜炎／良性滑膜腫，滑膜肉腫／悪性滑膜腫

■**筋の障害**　　　　　　　　p.79
骨格筋の循環障害
骨格筋の退行性病変
進行性筋ジストロフィー症，進行性筋ジストロフィー症デュシェンヌ型，神経原性筋萎縮／神経障害性筋萎縮，重症筋無力症
骨格筋の炎症
化膿性筋炎，ワイル病／出血性黄疸／黄疸出血性レプトスピラ症，ウイルス性筋炎／感染性筋炎，多発性筋炎／皮膚筋炎
骨格筋の腫瘍
横紋筋腫，横紋筋肉腫

トライTry練習問題（第10章，第11章）
　　　　　　　　　　　　　p.82

【国家試験問題】　　　　　　p.83
はり師・きゅう師国家試験問題　p.84
あんま・マッサージ・指圧師国家
試験問題　　　　　　　　　p.90
柔道整復師国家試験問題　　p.96

【解答】　　　　　　　　　p.107
トライTry練習問題解答　　p.108
はり師・きゅう師国家試験問題
解答　　　　　　　　　　p.119
あんま・マッサージ・指圧師国家
試験問題解答　　　　　　p.119
柔道整復師国家試験問題解答 p.120

【参考図書】　　　　　　　p.123

第1章 病理学の基礎

■組織標本染色法

		染色法	結果
一般染色		ヘマトキシリン・エオジンhematoxylin-eosin染色／HE染色：ヘマトキシリンは塩基性色素，エオジンはオレンジ色の色素．組織切片に対して最初にヘマトキシリンで，次にエオジンで染色する．	● 細胞核，細菌→青藍色 ● 細胞質，細胞間質／特に膠原線維，赤血球→ピンク色
結合組織染色	膠原線維	ワンギーソン染色	● 膠原線維→鮮紅色 ● 筋線維，細胞質→黄色
		アザン・マロリー染色：膠原線維を中心とした結合織の代表的染色法	● 膠原線維，細網線維→青色 ● 核，細胞質，筋組織→赤色
	弾性線維	レゾルシン・フクシン染色：悪性腫瘍の血管侵襲の判定に用いる．	弾性線維→黒褐色
	細網線維	鍍銀法	細網線維，神経原線維，神経，内分泌顆粒→黒色
粘液染色	中性粘液	PAS反応	粘液，真菌→赤色
	酸性粘液	アルシアンブルー染色／AB染色	酸性粘液多糖類→青色
	粘液	ムチカルミン染色／マイヤー染色	粘液→赤色〜桃色
アミロイド染色		コンゴーレッド染色	アミロイド→赤橙色
染色体染色		アセト・オルセイン染色	染色体→赤色
内分泌細胞の染色		グリメリウス染色／好銀性染色：神経内分泌腫瘍の組織診断に多用	消化管内分泌細胞，カルチノイド→黒褐色
メラニン細胞の染色		フォンタナ・マッソン染色／銀還元法：メラニン産性腫瘍の診断に用いられる	メラニン色素→黒色／黒褐色
カルシウム染色／石灰染色		（フォン・）コッサ染色：組織内のカルシウムを間接的に証明する染色法	カルシウム／石灰→黒褐色
鉄染色		ベルリン青染色／プルシアンブルー染色	ヘモジデリン→青色
脂肪染色		オイルレッドO染色	中性脂肪→赤色
		ズダンⅢ染色	中性脂肪→黄赤色
病原体	一般細菌	グラム染色：患者検体の顕微鏡検査や細菌の同定には欠かせない重要な染色	グラム陽性菌→紫色 グラム陰性菌→赤色 ※真菌はグラム陽性に，スピロヘータ，原虫，白血球などはグラム陰性に染色される
		メチレンブルー染色	細菌→濃青色
	結核菌	チール・ネルゼン染色	結核菌→赤色
	真菌	グロコット染色／グロコット・ゴモリ染色／メセナミン硝酸銀染色	真菌，ニューモシスチス・カリニ→黒色

第2章 疾病の一般

■疾病
生命維持の基礎である生体恒常性／ホメオスターシスが崩れ生理的な範囲から逸脱した状態．

先天性疾患	遺伝性疾患	色盲, 血友病, 家族性大腸腺腫症
		先天性代謝異常：フェニールケトン尿症
	非遺伝性疾患	先天性梅毒
		奇形：アザラシ肢症, 先天性胆道閉塞症
後天性疾患		感染症：インフルエンザ, 肺炎, 淋病
		癌・肉腫：胃癌, 肺癌, 白血病, 黒色肉腫

局所性疾患／限局性疾患	肺炎, 腎萎縮, 白内障
全身性疾患／系統的疾患	敗血症, 白血病, 尿毒症

器質的疾患	肝炎, 心臓弁膜症, 胃癌
機能的疾患	ノイローゼ, 統合失調症（／精神分裂症）

急性疾患	急性虫垂炎, インフルエンザ
慢性疾患	肺結核症, (慢性)関節リウマチ

原発性疾患／一次性疾患↓続発性疾患／二次性疾患	HBウイルス肝炎↓肝硬変	動脈硬化↓心筋梗塞	扁桃炎↓腎炎	高血圧↓脳出血	精巣自体の病変による睾丸萎縮
					下垂体, 視床下部の病変による睾丸萎縮
特発性疾患／本態性疾患	後天性疾患のうち原因のわからない病気				
	例 特発性高血圧症, 特発性血小板減少症				

主疾患↓合併症	胃癌↓貧血	糖尿病↓網膜症

伝染性疾患／感染症	コレラ, マラリア, ペスト
非感染症	変形性膝関節症, 五十肩

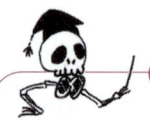

> **ミニミニレクチャー**
> その他：アレルギー性疾患, 中毒性疾患, 代謝性疾患, 心因性疾患等がある．

病変
組織，臓器に発する病的状態の変化

循環障害	血液の循環障害，リンパの循環障害
退行性病変	萎縮，変性，壊死，（死）
進行性病変	肥大，過形成，再生，化生，移植，創傷の治癒，異物の処理
炎症	変質性炎，滲出性炎，増殖性炎，特異性炎
腫瘍	上皮性腫瘍，非上皮性腫瘍，成熟型腫瘍，未成熟型腫瘍，混合腫瘍
先天性異常／奇形	伴性遺伝，常染色体優性遺伝，常染色体劣性遺伝，二重体奇形，単体奇形
免疫異常	先天性免疫不全，後天性免疫不全，自己免疫疾患
アレルギー	Ⅰ型，Ⅱ型，Ⅲ型，Ⅳ型，Ⅴ型

症候
病変によって起こる病的現象

自覚症状	痛み，頭痛，腹痛，めまい，かゆみ，倦怠，悪心，熱感，咳
他覚症状	高血圧，発熱，赤沈亢進，白血球減少，脾腫，肝腫

	溶血性貧血	腎炎	胃がん
直接症状	黄疸，赤血球減少	蛋白尿	幽門部癌による通過障害
間接症状	出血，感染症	顔面浮腫	肝門部転移による閉塞性黄疸

一般症状	頭痛，発熱
特徴的症状／指定症状	麻疹→コプリック斑，線維性肺炎→錆色痰

症候群 syndrome
ある疾病，または病的状態を特徴づける症候の総称

ネフローゼ症候群	蛋白尿，低蛋白血症，高脂血症，浮腫
クッシング症候群	中心性肥満，満月様顔貌，高血圧，多毛，皮膚線条，性機能不全，骨粗鬆症

疾病の経過

時間の流れでみると	潜伏期→前駆期→侵襲期→極期→消退期→回復期 （発病）　　　（進行期）　　　（治癒）
経過の長短によってみると	急性：1〜2カ月で経過終了，亜急性／亜慢性，慢性

例 癌：早期癌→進行癌→末期癌，心筋梗塞：新鮮梗塞→陳久梗塞

予後
疾病の経過および終末の予知

予後良	回復が予想される時
疑予後	予後が不明
予後不良	経過の最終段階に死が予想される時

転帰
疾病の経過の帰趨
- 治癒
  - 完全治癒
  - 不完全治癒
- 不治
- 死

第3章 病因

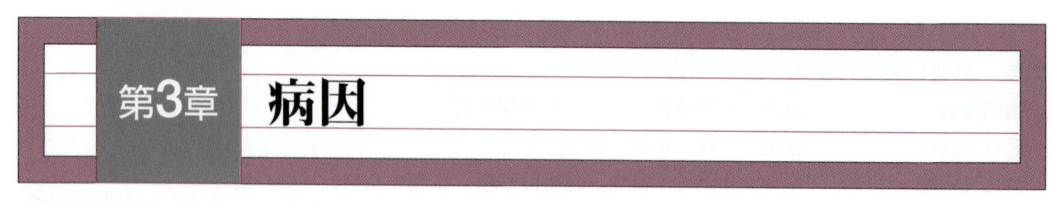

■病因
疾病を惹起した原因

内因	素因,体質,遺伝,内分泌,免疫,心因(性疾患)	生体内部に存在する病気になりやすい因子
外因	栄養素の供給障害,物理的病因作用,化学的病因作用,生物学的病因作用(／感染)	外的障害作用因子

- 主因：疾病成立の最も大きな原因として作用するもの
- 副因／誘因：主因の働きを助長する病因

■内因

素因
疾病になりやすい内在的状態／特定の病気に対する罹病性の亢進した性状

- 一般的素因／生理的素因
  - 遺伝的素因
  - 年齢素因
  - 性素因
  - 人種素因
  - 臓器素因
- 病的素因
  - **先天性素因**
  - **後天性素因**
    - 局所性素因
    - 全身性素因

※素質：抵抗が低下した結果,素因が高まり,日常の刺激によっても病変が起こりやすい状態
　例 出血性素質,痙攣性素質

遺伝的素因　※ヒト罹病性のうち普遍的で最も重要

先天性代謝異常症	遺伝的形質そのものが病気として現れる.
染色体異常症	※しかし多くの病気の成立には環境的因子も関与する

※遺伝的癌素因：網膜芽(細胞)腫の一部や家族性腺腫性結腸ポリポーシスなどの遺伝性腫瘍や乳癌,結腸癌,卵巣癌,前立腺癌,子宮癌などで(環境因子も関与するが)家族内に多発する家系が知られている.

年齢素因：その年齢特有の病気が起こる原因

周産期,新生児期	妊娠異常：未熟児,巨大児
	分娩異常：頭蓋内出血,低酸素症
	呼吸異常：(大量)羊水吸引症候群*
乳幼児期,小児期	感染症：麻疹,水痘,百日咳
	小児悪性腫瘍：腎芽腫／ウィルムス腫瘍,肝芽腫,神経芽腫,網膜芽腫,髄芽腫,白血病
	アデノイド,(成長期)骨肉腫
高齢者,壮年以降	生活習慣病：<p.33　生活習慣病　参照>
	骨粗鬆症,腎癌／グラウィッツ腫瘍

*(大量)羊水吸引症候群：胎児が仮死時に呼吸運動が誘発され,細胞成分や胎便が混入した羊水を肺内に吸引したために起こす呼吸障害

性素因 ※生殖器以外の臓器でも男女間で罹病頻度が異なる

男性	動脈硬化症，高血圧症，心筋梗塞，脳軟化症，肺癌，肝癌，胃癌，食道癌，痛風，血友病
女性	自己免疫疾患／膠原病：SLE，皮膚筋炎 胆石症，骨粗鬆症，鉄欠乏性貧血，甲状腺癌，胆のう癌，乳癌，子宮癌

人種素因／民族素因 ※特定の人種や民族に，発病頻度や病型の差異が見られる

日本人	胃癌，子宮癌，脳卒中
欧米人	大腸癌，乳癌，心筋梗塞，脳梗塞，痛風

※日本人 ― 東北：脳血管障害
　　　　 └ 九州：成人T細胞白血病

臓器素因／器官素因：その器官の構造あるいは機能の特性が，適応や代償の破綻を条件づける

脊髄前角細胞	ポリオ（ウイルス）
肺，リンパ節	結核（菌）
脳の灰白質	白質に比べて軟化しやすい　※灰白質の酸素需要が高く，虚血により壊死を起こしやすい

病的素因

先天性素因	**異常体質**／病的体質	遺伝に基づく病的素因
後天性素因	局所性素因	外傷，胃酸減少／胃酸欠乏
	全身性素因	過労，過食，栄養不良，過飲，喫煙，疲労，妊娠，薬剤の連用

体質／個人的素因

遺伝的または後天的に得られた形態的／機能的／精神的特性の総和
※特定の全身的な異常状態に陥りやすい個人の傾向も体質と呼ぶことがある

形態的	肥満型，やせ型
機能的	胸腺リンパ体質，滲出性体質，**アレルギー体質**，（薬物）特異体質，形成不全体質／小児形
精神的	分裂病型，躁うつ病型

ミニミニレクチャー

異常体質は体質的特徴が正常の範囲を超えたもので病的状態に陥りやすい．
- **胸腺リンパ体質**：胸腺等全身リンパ組織の肥大を特徴とする異常体質．麻酔や注射などの軽微な刺激で急死を起こすことがある．
　　　　　※現在，この体質の実在性は疑問視されている．
- **無力性体質／無緊張症／弛緩症**：活動性が低く，筋力弱く，低血圧傾向；内臓下垂症，結核症
- **滲出性体質**：湿疹，上気道炎，胃・腸粘膜カタル
　※乳幼児に多くみられる。
- **アレルギー体質**：遺伝的にIgE産生能が亢進している状態；気管支喘息，花粉症，じん麻疹，薬物過敏症
　※薬物過敏症／（薬物）特異体質／薬物アレルギー：薬物の投与により薬理作用とは異なる異常反応が起きる．
- **関節性体質／卒中体質**：体力充実，肥満，猪首，太鼓腹；痛風，動脈硬化，脳卒中
- **形成不全体質／低形成体質／発育不全体質／小児形**：循環器や生殖器の発育不全
　※児形体質／小児症：心身の発育遅滞
- **血管神経性体質**：片頭痛，高血圧，低血圧，消化性潰瘍

などがあります．

遺伝 <p.71　遺伝性疾患　参照>

第3章　病因

内因

内分泌異常

内分泌 ─ 細胞が合成した生理活性をもつホルモンが血中に放出されること…古典的概念
　　　 ─ 血中に放出されず, 分泌された局所で周囲の細胞に作用するプロスタグランジンなど生理活性物質もあり, 古典的な内分泌の概念は修正されつつある.

	ホルモン	機能亢進／分泌過剰	機能低下／分泌低下
下垂体前葉	成長ホルモン	(成長期)巨人症:巨人 (成人)末端肥大症:指趾, 頭蓋, 下顎の過形成	小人症／朱儒:発育不全
	多種下垂体ホルモン		シモンズ病:体重減少, 性機能不全
	副腎皮質刺激ホルモンACTH	クッシング病:(中心性)肥満, 満月様顔貌, 高血圧, 多毛, 皮膚線条	
下垂体後葉	抗利尿ホルモン／バゾプレッシンADH		尿崩症:多尿
甲状腺	サイロキシン	バセドウ病／グレーブス病:心悸亢進／動悸, 発汗過多, 体重減少, 易疲労感, 手指振戦, 基礎代謝亢進	(成人)粘液水腫:活動低下, 浮腫 (幼児)クレチン病:活動低下
上皮小体／副甲状腺	パラソルモン	汎発性線維性骨炎:高カルシウム血症, 結石症, 病的骨折	テタニー:意識障害を伴わない強直性痙攣
膵島	インスリン	低血糖症:冷汗, 動悸, 振戦, 脱力感, 異常行動, 痙攣, 意識障害	糖尿病:高血糖, 糖尿, 網膜症, 腎障害
副腎皮質	電解質コルチコイド／アルドステロン	コン症候群／原発性アルドステロン症:頭痛, 多尿, 筋力低下, 脱力, 四肢麻痺	
	糖質コルチコイド／コルチゾン	クッシング症候群:中心性肥満, 満月様顔貌, 水牛様脂肪沈着*, 高血圧, 多毛, 皮膚線条	
	副腎アンドロジェン	副腎性器症候群:男性化が特徴	
	多種副腎皮質ホルモン		アジソン病:全身倦怠感, 色素沈着, 脱力, 低血圧, 体重減少
副腎髄質	カテコールアミン	褐色細胞腫:高血圧, 頭痛, 発汗過多, 発作性顔面紅潮, 動悸	

＊水牛様脂肪沈着／野牛様脂肪沈着:肩甲骨領域へ脂肪組織が沈着する

免疫 <p.47　免疫　参照>

心因性疾患／心身症

日本心身医学会の定義:身体疾患の中で, その発症や経過に心理社会的因子が密接に関与し, 器質的ないし機能的障害が認められる病態をいう. ただし, 神経症やうつ病など, 他の精神障害に伴う身体症状は除外する.

例 高血圧症, 糖尿病, 神経症, 自律神経失調症, アレルギー, 胃・十二指腸潰瘍, 緊張性頭痛, 過呼吸症候群, 心臓神経症, 過敏性腸症候群, 神経性食思不振症

■外因
栄養素の供給障害
栄養素／エネルギーの過剰と不足

過剰			肥満, 動脈硬化, 脂肪肝, 脂肪心
不足／飢餓	絶対飢餓		長期のカロリー不足→貯蔵グリコーゲン減少, 脂肪減少→蛋白質燃焼→肝, 心, 腎の重量減少 ※脳は最後まで減らない
	部分飢餓	蛋白質不足	実質細胞萎縮, 機能低下→貧血, 飢餓浮腫：肝や筋の細胞が萎縮し, 機能が衰える
		脂質不足	細胞膜形成やステロイドホルモン生成が阻害される
		糖質不足	糖質／炭水化物はエネルギー源の主力, 腸内容の排泄を高め, 大腸癌の発生を防ぐ, 不足すると低血糖症

無機塩類過剰症と欠乏症

	過剰	欠乏
ナトリウム	**心不全**, (全身)浮腫, 動脈硬化, 高血圧	食欲不振, 悪心, 嘔吐, 脱力感, 倦怠感, 知覚鈍麻, 筋力低下, 頭痛, 低血圧
カリウム		心筋・筋肉・腎尿細管の変性 (急性)心拍停止
カルシウム	腎障害, 尿毒症, 膵炎	骨や歯の発育不全, 骨軟化症, **骨粗鬆症**, テタニー
鉄	**血鉄症／ヘモジデローシス** ※臓器障害の程度は軽い **青銅色糖尿病／ヘモクロマトーシス**：青銅色の皮膚色素沈着 肝硬変, 二次性糖尿病	**鉄欠乏性貧血**
銅	**ウィルソン病**：神経症状, 肝硬変＜p.72　常染色体劣性遺伝　参照＞	

※栄養素としての摂取の過不足より担体蛋白・酵素系の障害によることが多い

ビタミン過剰症と欠乏症

		過剰症	欠乏症
脂溶性	A	妊婦での催奇形性, 小児の骨異常	**夜盲症**, 角膜乾燥症, 皮膚角化症
	D	腎障害	(小児)**くる病**：頭蓋骨の変形, 鳩胸 (成人)**骨軟化症**
	E		**不妊症**, 流産
	K		出血傾向, **新生児メレナ**

		欠乏症
水溶性	B1／サイアミン	**脚気**：心臓血管不全, 浮腫, 末梢神経炎, 筋肉の麻痺や萎縮, 脚気衝心*
	B2	発育不全, 成長停止, 皮膚炎, 口角炎, 舌炎, 口腔粘膜の萎縮, 脂漏性皮膚炎
	B6	皮膚炎, **口角炎**, 舌炎, 口内炎, 貧血
	B12	**ハンター舌炎, 悪性貧血**
	ナイアシン／ニコチン酸	ペラグラを伴う神経機能障害
	葉酸	貧血, スプルー／熱帯性下痢
	C／アスコルビン酸	**壊血病**：皮下や歯肉出血, 骨形成不全, 創傷治癒の遅延, (小児)**メラー・バーロー病**

＊脚気衝心：脚気の病状がショック状態となった病態

水の過剰症と欠乏症

過剰	血清浸透圧低下，低ナトリウム血症，血清蛋白・ヘモグロビン値低下	水中毒：頭痛，吐気，脱力，痙攣，錯乱，昏睡
不足／欠乏	＜p.24 脱水症 参照＞	脱水：皮膚・粘膜の乾燥，乏尿

※水分摂取の場合60日生存，摂取しないと3週間で死に至る

酸素の過剰症と欠乏症

過剰	酸素吸入→肺呼吸緩除→停止	未熟児網膜症
欠乏	窒息┬外窒息：空気，呼吸器の異常 　　└内窒息：血液，呼吸酵素の異常	局所的には細胞の変性・壊死，全身的には死 ※最も影響を受けやすいのは脳

物理的病因作用

- 機械的病因作用，温度的病因作用
- 放射性エネルギー，光線，音波，電流，気圧，気象

機械的病因作用：外部から急に加えられる力；伸展力，捻転力，鈍的圧力など

大である場合	組織の挫滅，伸展→構造破壊，出血
局所的な場合	骨亀裂／離断，腱／血管の過伸展→出血を伴う機能障害
鈍的圧力による筋の広い挫滅	**挫滅症候群**：ミオグロビン排出→無尿→ショック状態
弱い外力が反復作用	大動脈瘤による脊椎圧迫→骨萎縮 カテーテル挿入→粘膜びらん，潰瘍

温度的病因作用

高温┬全身性：高温多湿環境で長時間の作業を続けると，皮膚や肺からの熱放散が困難になる．
　　│　┬**熱射病**：高温・多湿下で長時間の作業
　　│　└**日射病**：長時間の直射日光曝露
　　│　※高体温(40℃以上)：意識昏濁，頭痛，めまい
　　└局所性：局所への高温曝露では，50℃以上，2〜3時間で蛋白凝固が起こり，組織の壊死をきたす．

● 熱傷の分類／熱傷の4期

1度	紅斑	皮膚血管の麻痺性拡張による	局所は発赤，腫脹
2度	水疱形成	血管の透過性亢進	表皮下の組織液貯溜による
3度	潰瘍化	熱凝固及び血管損傷	組織の壊死，焼痂皮
4度	炭化	より高熱にさらされると組織の炭化	
低温火傷：40〜45℃の熱が長時間作用したとき			

※┬カーリング潰瘍／急性出血性潰瘍：熱傷患者の上部消化管に発生するびらんや潰瘍
　└気道熱傷：火災や爆発で煙や有毒ガスを吸入することにより生じる呼吸器系の障害で嗄声，咳嗽，呼吸雑音，肺水腫を生じる

分類／進達度	損傷組織レベル	臨床症状
1度熱傷／紅斑性熱傷	表皮基底層〜真皮乳頭層	皮膚に発赤，熱感，疼痛，浮腫，水疱は形成しない
浅達性2度熱傷 ／水疱性熱傷	真皮網状層中層まで	著しい炎症症状と水疱形成， 水疱底真皮発色，浮腫，疼痛
深達性2度熱傷 ／水疱性熱傷	真皮網状層下層まで	著しい炎症症状と水疱形成， 水疱底真皮白色，貧血状，知覚純麻
第3度熱傷 ／焼痂性熱傷	皮下組織	皮膚全層の凝固壊死で創面は蒼白・乾燥して水疱形成や疼痛はない

ミニミニレクチャー

熱傷面積は体表面積の%として表現されます．
- 頭頸部9％
- 前後体幹部18％(×2)
- 各上肢9％(×2)
- 各下肢18％(×2)
- 会陰部1％

全身の20％以上が熱傷におかされると…**熱傷ショック**による**循環虚脱状態**→タンパク分解による**自家中毒**→重篤な全身合併症…を起こします．

低温 ─ 全身性：低温限界25℃．それ以下になると心肺活動低下，酸素欠乏，意識を失い→凍死
　　 └ 局所性：局所性に低温が働いた場合は凍傷
※ ─ 凍傷：局所性に0℃以下の低温に曝露され，末梢循環不全と凍結により組織が壊死した状態
　 └ 凍瘡／通称しもやけ：(継続した)氷点下にならない寒冷刺激に継続し，動静脈が収縮して血行障害を起こした状態

● 凍傷の分類

1度	紅斑(，しもやけ)	血管収縮→拡張	血流停滞，局所は紫藍色
2度	水疱形成	血管の透過性亢進	組織液が表皮下に貯溜
3度	(組織の)壊死	**血行停止，血管麻痺**	血流停止，血栓形成
4度	壊死／壊疽	完全な凍結による壊死，潰瘍化	

分類／進達度	損傷組織レベル	臨床症状
浅達性	皮膚表面にとどまるもの／従来の1～2度	皮膚の発赤，浮腫，腫脹，水疱
深達性	皮下組織に達するもの／従来の3～4度	皮下，骨，軟骨にまで及ぶ損傷

放射性エネルギーの病因作用

※放射線 ─ 粒子線：高速で流れる；α線，β線，電子線，陽子線，中性子線
　　　　 └ 電磁放射線：真空中の速度一定；X線，γ線

放射線の作用 ─ 一次作用：電離／イオン化
　　　　　　 └ 二次作用：電子を失った分子は化学的活性化→電離された分子が反応→生物学的変化を生じる

放射線障害による細胞死	**核分裂死**：DNA分子レベルの損傷による．核分裂を介して死に至る． **間期死**：分裂期間に初期障害が拡大増幅されて死に至る．
放射線による障害	高度の貧血，**再生不良性貧血**，免疫不全／白血球減少，血小板減少， 放射線腸炎(：下痢，下血)，生殖不全，奇形， 皮膚炎(：脱毛，紅斑，水疱形成，潰瘍形成)
放射線による後発変化	各種の悪性腫瘍：特に**白血病**，悪性リンパ腫
生殖細胞に突然変異を誘発	原爆の胎内被爆児：大脳の低形成／小頭症

● **放射線に対する感受性**：細胞の増殖能に比例，成熟度に反比例；ベルゴニートリボンドーの法則

強い障害を受けるもの	骨髄の造血細胞，リンパ節，**生殖腺**(：精巣，卵巣の性細胞)，消化管の上皮細胞
影響が少ないもの	神経細胞，筋細胞，骨・軟骨細胞，肝臓，腎臓

光線の病因作用

紫外線による障害*	皮膚紅斑，水疱形成，落屑，色素沈着，紫外線眼炎
赤外線による障害	皮膚発赤・水疱・壊死，白内障

＊紫外線による障害は一般的には軽度だが，色素性乾皮症の人では著明な皮膚障害→皮膚癌

音波の病因作用：聴力障害／難聴
※超音波の振動は，低振動の音波による振動よりも大きな生物学的反応を起こさせる

電流の病因作用

直流	落雷：心臓や呼吸中枢麻痺で致死する．
高圧交流電流	100V程度で心停止，呼吸停止が起こることもある． 500Vで死亡　※交流の方が人体に与える影響は大きい

※電撃紋／リヒテンベルグの模様：落雷時，皮膚に生じる樹枝状／稲妻状の疼痛性線状紅斑様変化

気圧の病因作用

● 高気圧

潜函病／ケイソン病	頭痛，めまい，関節痛，呼吸困難→死亡 ※人体は7気圧程度の環境に耐えられる
血中窒素の気泡化	毛細血管閉塞→中枢がおかされれば致死 ※空気塞栓により脳，心，肺，筋肉等の循環障害
脂肪栓塞	骨髄の脂肪組織が気泡によって破壊→脂肪塞栓→致死

●低気圧／低酸素状態

高山病*		頭痛, めまい, 筋力や思考力低下, 呼吸と脈拍上昇
航空病	急激な気圧の変化による疾患	航空性副鼻腔炎, 航空性中耳炎
	重力により起こる疾患	航空酔い

＊高山病の場合, 環境に適応すれば代償的に多血症, 骨髄細胞増殖などが出現する.

気象の病因作用

気象病	前線通過, フェーン現象	関節リウマチ, 神経痛, 気管支喘息, 自律神経失調症, 心臓循環器系の障害
季節病	冬	流行性感冒, 気管支炎
	夏	食中毒, 急性胃腸炎

化学的病因作用

┌ 接触による障害
└ 中毒, 職業病, 医原病, 公害と環境汚染

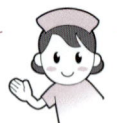

ミニミニレクチャー

毒物の作用機序には……●硫酸, 塩酸, 昇汞→タンパク質の凝固
● 水酸化ナトリウム, 水酸化カリウム→タンパク質の溶解
● アルコール, 四塩化炭素→脂質の溶解　●青酸→酸素作用の障害
● クロム, アフラトキシン, ヒ素→突然変異　　　……等があります.

接触による障害／腐蝕毒

皮膚や上部消化管粘膜の障害	酸：塩酸, 硫酸, 硝酸
	アルカリ：苛性ソーダ, 苛性カリ
気道や眼球粘膜の障害	塩素ガス, 亜硫酸ガス, ホルマリンガス, 光化学スモッグ

※ ┌ イペリット／マスタードガス：経気道的に入り炎症を起こし→喘息様発作
　└ サリン：口や皮膚から侵入→中枢神経破壊→痙攣, 窒息死

中毒

動物性毒素	フグ毒・テトロドトキシン*1, 蛇毒, 蜂毒, クラゲ毒
植物性毒素	クラーレ・ツボクラリン*2, サポニン*3, キノコ毒, トリカブト*4毒
カビ毒・マイコトキシン	アフラトキシン*5

＊1 テトロドトキシン：強力な神経作用毒で, しかも熱に強い
＊2 クラーレ・ツボクラリン：クラーレは南米住民の矢毒で, 有効成分がツボクラリンで筋弛緩作用がある
＊3 サポニン：大豆, 小豆, ブドウの果皮など多くの植物に含まれ赤血球溶解作用がある
＊4 トリカブト：漢方名附子(関節痛, 知覚麻痺に用いる), 食べると呼吸困難, 臓器不全を起こす
＊5 アフラトキシン：与えられたラット全てに肝臓癌が発生し非常に発ガン性が強い事が分かっている

一酸化炭素CO中毒	大気中の含有量0.1％→筋麻痺, 意識障害
	0.15〜0.2％以上→致死的
青酸HCN中毒	口腔や胃粘膜のびらん, 細胞呼吸停止
ベンゼン(などの溶媒)中毒	(急性)躁状態→意識障害
	(慢性)出血性素因, 汎骨髄／再生不良性貧血
過酸化窒素NOx中毒	気道や眼球粘膜刺激→炎症

※ ┌ タバコ中毒 ┌ 嘔吐, 腹痛, 下痢, 顔面蒼白, 頻脈, 血圧上昇, 発汗, 流涎, 動悸
　│　　　　　├ 重症では散瞳, 意識レベル低下, 痙攣, 血圧低下
　│　　　　　└ 喫煙者には肺がん, 口腔がん, 食道がんが多い
　└ アルコール依存症：胃炎, 脂肪肝, 肝炎, 肝硬変, 腎障害, 神経炎, 振戦, 幻覚症, 脳症

職業病

塵肺症	肺や肺門リンパ節の炎症，肺内の結節状線維化，胸膜の肥厚
珪肺症	呼吸器症状，発熱，貧血，(強皮症，SLE，関節リウマチなど)膠原病
アスベスト肺	肺の線維増殖，悪性中皮腫，肺癌

医原病

┌ 医療によって引き起こされた(副作用のため起こる)病的状態
└ 薬剤の副作用，X線検査，予防接種，院内感染

胎児への薬物障害	サリドマイド：妊娠初期に母親が服用するとアザラシ肢症
造血器への薬物障害	インドメタシン，コルヒチン，クロラムフェニコール
肝臓への薬物障害	サルバルサン，クロールプロマジン，ヒドラジッド
腎臓への薬物障害	フェナセチン，水銀利尿剤，ペニシリン，カナマイシン
肺への薬物障害	ブレオマイシン，メトトレキセート，アスピリン
神経系に対する薬物障害	整腸止痢剤キノフォルム（の長期大量投与）：スモン病／亜急性脊髄視神経障害
聴覚への薬物障害	ストレプトマイシン，カナマイシンなど抗生物質
アナフィラキシー・ショック	ペニシリンなど<p.25　ショック　参照>
放射線治療による障害	<p.9　放射性エネルギーの病因作用　参照>

環境汚染と公害

大気汚染	一次性	CO, CO_2, NO_x	慢性呼吸器疾患，喘息
	二次性	(光化学)オキシダント*	
水質汚濁		水銀　※水俣病	知覚障害，振戦，不随意運動，狂騒状態
		カドミウム ※イタイイタイ病	腎障害，胃腸障害，貧血，全身衰弱，骨粗鬆症

*（光化学）オキシダント：大気中の汚染物質（窒素酸化物，炭化水素）が光化学反応を起こし生じたオゾンO_3やパーオキシアシルナイトレートPAN，二酸化窒素NO_2などの酸化性物質．光化学スモッグの原因となる．

砒素 ※ヒ素ミルク事件	腹痛，嘔吐，下痢，無尿，血尿，痙攣，昏睡 (慢性中毒)黒皮症，多発性神経炎，貧血
鉛	貧血：塩基性斑点を有する赤血球，消化器症状：鉛疝痛 神経症状：橈骨神経麻痺
6価クロム	(急性)腎障害，肝障害，急性肺炎 (慢性)肺癌，鼻中隔穿孔，アレルギー，刺激性皮膚炎
有機燐 ：パラチオン	神経毒：(軽症)頭痛，倦怠感，嘔気，嘔吐，流涎，発汗 　　　　(中等症)縮瞳，筋線維束攣縮，言語障害 　　　　(重症)意識混濁，昏睡，全身痙攣，呼吸筋麻痺
有機塩素系農薬 ：DDT，BHC	(軽度の急性中毒)頭痛，吐き気，嘔吐 (重症)痙攣，意識消失，呼吸麻痺 (慢性)てんかん様症状
PCBポリ塩化ビフェニール ※カネミ油症	顔面，殿部などのざ瘡様皮疹，色素沈着，眼脂過多，全身倦怠感，四肢の錯感覚，異常感覚，腹痛 (新生児〜小児)皮膚のメラニン沈着，成長抑制，永久歯の萌出遅延
ダイオキシン*類	発癌性，生殖異常，免疫毒性， 内分泌攪乱作用(／環境ホルモン)：甲状腺機能異常，耐糖能異常
工場排煙　※亜硫酸ガスSO_2	(四日市喘息：)呼吸困難，喘息性気管支炎，慢性気管支炎，肺気腫

※ダイオキシン：塩素を含む物質の不完全燃焼により生成される．発がん性があると評価されている．マウスでの動物実験では催奇性が確認されている．

生物的病因作用

病原微生物

ウイルス	インフルエンザ，麻疹，おたふくカゼ，ヘルペス，ウイルス性肝炎
クラミジア	トラコーマ，鼠径リンパ肉芽腫
リケッチア	発疹チフス，つつが虫病，ロッキー山発疹熱
細菌	肺炎双球菌，淋菌，髄膜炎菌，ジフテリア菌，ボツリヌス菌，赤痢菌，コレラ菌，サルモネラ菌，病原性大腸菌，結核菌，らい菌
スピロヘータ 　※らせん状の細菌	梅毒（トレポネーマ），ワイル病（レプトスピラ），回帰熱（ボレリア）
カンピロバクター 　※グラム陰性桿菌	カンピロバクター腸炎
真菌	カンジダ，クリプトコッカス，アスペルギルス，アクチノマイコーシス，ムコール
原虫	赤痢アメーバ，膣トリコモナス，マラリア，トキソプラズマ，カラアザール病原体，アフリカ睡眠病のトリパノゾーマ

ミニミニレクチャー

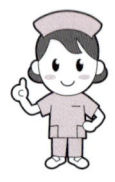

　鳥インフルエンザとは，鳥類がA型インフルエンザウイルスに感染して起こる病気で，鶏，アヒル，うずらや七面鳥等の家きんが主で，野鳥での発病はまれです．
　ほとんどの鳥インフルエンザウイルスは人には感染しないが，例外的に一部が人に直接感染し，重症では肺炎，多臓器不全などが，軽症の多くで結膜炎が報告されています．

寄生体

蠕形動物	扁平動物	条虫類	サナダ虫，無鉤条虫，有鉤条虫
		吸虫類	肺吸虫，肝吸虫，日本住血吸虫
	線形動物／線虫類		回虫，蟯虫，東洋毛線虫
節足動物	シラミ：発疹チフス・発疹熱，ノミ：ペスト，カ：日本脳炎，マラリア		

※**寄生虫の病因作用**　┌栄養障害：宿主から栄養を奪う
　　　　　　　　　　　　│催炎作用：寄生部位に炎症を起こす
　　　　　　　　　　　　│中毒作用：有害代謝産物→中毒症状
　　　　　　　　　　　　└機械的作用：腸管の穿孔，胆管・リンパ管・血管の閉塞

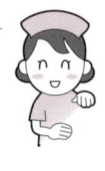

ミニミニレクチャー

　DNAもRNAも検出されないタンパクの感染性病原体を**プリオン**といい，蛋白性の感染因子を意味しています．ヒトではクロイツフェルト・ヤコブ病，クールー等の海綿状脳症BSE，動物ではヒツジのスクレイピー，ウシの海綿状脳症が知られています．
- ヒトのクロイツフェルト・ヤコブ病は60歳代前後に発症し，人格障害，痴呆，痙攣，麻痺をきたし，牛からの感染により発生したと考えられています．
- クールーはニューギニアの地方病で，小脳失調と情動失禁をきたす遅発性中枢神経感染症です．動物では脳に空洞を生じ，奇声，旋回，体重減少，歩行困難をきたします．物理的・化学的消毒法に強い抵抗性をもち有効な治療法がなく，動物からヒトへの感染が危惧されています．

感染：病原体が生体に侵入，定着し増殖すること

- **不顕性感染／無症候性感染**：臨床症状を呈しない感染状態
  ※麻疹，水痘，狂犬病では不顕性感染は極めて少なく，ポリオ，A型肝炎では多い
- **遅発性ウイルス感染／スローウイルス感染**：ウイルスに感染した後，数カ月～数年と潜伏期が長く，発病は緩徐，進行は亜急性で遂には死に至る．

例 亜急性硬化性全脳炎を起こす変異型麻疹ウイルス，進行性多巣性白質脳症を起こすJCウイルス

混合感染	2種類以上の病原体が同時に感染
二次感染	感染症の状態に，あらたに別の病原体の感染が加わる
再感染	一つの感染症が治癒したのち，あらたに同じ感染が起こる

感染成立の三要因
- 侵入
- 宿主内での定着
- 毒性（の発揮）

● **侵入**

感染経路	直接感染	
	間接感染：感染源と宿主の間に第3者介在	
侵入門戸	皮膚，粘膜（気道，消化管，泌尿器），肺	

● **宿主内での定着**

定着部位	ブドウ球菌，レンサ球菌	ところを選ばず侵入し，局所に感染巣をつくる
	赤痢菌，コレラ菌	腸管
	向神経性ウイルス	神経組織のみ
病原体の体内蔓延	放線菌	連続的に組織間隙を広がる
	気管支炎→肺炎	管腔性に広がる
	化膿性炎，ペスト	リンパ管路
	腸チフス	血行路

● **毒性（の発揮）**

菌体外毒素／	破傷風菌，ジフテリア菌	重篤な神経・筋症状を起こす
エキソトキシン	コレラ菌，腸炎ビブリオ，ボツリヌス菌	全身中毒症状を起こす
菌体内毒素／	淋菌，髄膜炎菌，インフルエンザ菌，	DIC[*1]，エンドトキシンショック[*2]
エンドトキシン	大腸菌，サルモネラ，赤痢菌	の原因になる

*1 DIC＜p.21　播種性血管内凝固　参照＞
*2 エンドトキシンショック：細菌性ショックのひとつ＜p.25　ショック　参照＞

生体の抵抗性

免疫能	抵抗性を決定する最大因子	抗原排除に働くT細胞，B細胞の特異的反応
非特異的防御機構	力学的防御	咳，くしゃみ，気管と気管支の線毛運動
	分泌液中の殺菌補助物質	胃酸，唾液，脂肪酸
	異物を破壊する細胞	白血球，マクロファージ
	循環物質	補体，インターフェロン
高次の働き	感染／ストレス→視床下部→下垂体→副腎皮質刺激	
	→ 副腎皮質ホルモン分泌	
	肝臓の解毒作用亢進	
	白血球の機能維持亢進	

第3章　病因　外因

日和見感染：免疫不全状態／免疫能の閾値が下がる→弱病原性の生物（平素無毒な腸内細菌，カビ，ウィルス）がはびこる→病原性を発揮し生体内の代謝系をおかす

免疫不全状態の種類	先天的欠陥	免疫系の異常が先天的にあるもの
	後天的因子	AIDS，強力な抗癌剤，ステロイド剤，放射線治療
日和見感染を起こす病原体 ※従来の抗生物質では効かない	細菌	シュウドモナス菌，プロテウス菌，黄色ブドウ球菌
	真菌	カンジダ，アスペルギルス
	ウイルス	サイトメガロウイルス，ヘルペスウイルス

● **院内感染**：入院中に感染，発症または退院後に発症する感染症で日和見感染症が多くみられる

抗菌薬耐性の病原菌による感染	メチシリン耐性黄色ブドウ球菌MRSA
血液を媒介して感染	ヒト免疫不全ウイルスHIV，肝炎ウイルス

ミニミニレクチャー

● **後天性免疫不全症候群AIDS**

　AIDSの病因のHIVヒト免疫不全ウイルス（レトロウイルス）は，ヘルパーT細胞に侵入し，自身のRNAをDNAに逆転写して自身を複製させて細胞性免疫を侵します．HIV急性症候群から無症候性キャリア，AIDS関連症候群を経て，免疫不全が進行し日和見感染症を起こし，AIDSを発症します．

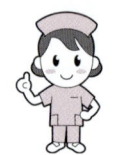

　感染経路は，①性交，②輸血・血液製剤，③注射器・針・鍼，④母児感染で，健康な皮膚接触，蚊，食物，食器などによる感染はありません．

　経過は，免疫グロブリン産生に関与するヘルパーT細胞の機能が障害され，感染や癌発生に対する抵抗力が著しく低下します．日和見感染としてカンジダ，真菌症，ニューモシス・カリニ肺炎，サイトメガロウイルス感染症，悪性腫瘍としてカポジ肉腫，悪性リンパ腫の続発により死亡します．

菌交代現象	緑膿菌， 真菌・カンジダ	均衡を保っている常在細菌・腸内細菌叢／フローラが，化学療法剤（抗生物質など）により障害されると，平衡が破れ，化学療法剤に耐性の細菌が異常増殖し，増殖菌による感染症／菌交代症を起こす
薬剤耐性感染	MRSAメチシリン耐性黄色ブドウ球菌	MRSAは黄色ブドウ球菌が抗生物質・メチシリンに耐性化した病原菌で，黄色ブドウ球菌と同様に常在菌のひとつと考えられ，健康な人の鼻腔，咽頭，皮膚などから検出されることがある．抵抗力が著しく低下したときに感染すると重症化しやすい
	代表的な薬剤耐性病原体 ●バンコマイシン耐性黄色ブドウ球菌VRSA ●多剤耐性緑膿菌 MDRP　　　　　　●多剤耐性結核菌 MDR-TB ●ペニシリン耐性肺炎球菌 PRSP　　　●薬剤耐性HIV（ヒト免疫不全ウイルス） ●タミフル耐性インフルエンザウイルス　●クロロキン耐性マラリア	

トライTry　練習問題（第1章～第3章）

正には○，誤には×をつけよ（×の場合はその誤りを訂正してください）．

1. HE染色では細胞質は青藍色に細胞核はピンク色に染まる．
2. ヘマトキシリン・エオジン染色では細菌は青藍色に赤血球はピンク色に染まる．
3. 膠原線維と筋線維はワンギーソン染色では鮮紅色に染まる．
4. アザン・マロリー染色すると膠原線維と細網線維は赤色に染まる．
5. グラム染色で染色される細菌をグラム陽性菌，染色されない菌をグラム陰性菌という．
6. 中性脂肪はオイルレッドO染色で赤色に，ズダンⅢ染色で赤紫色に染まる．
7. 血友病，アザラシ肢症は遺伝性疾患である．
8. 扁桃炎はしばしば腎炎に続発して起きる．
9. 糖尿病には網膜症が合併することが多い．
10. 過形成は退行性病変である．
11. 変性は進行性病変である．
12. 顔面の浮腫は腎炎の直接症状である．
13. 転帰は完全治癒と不完全治癒に分けられる．
14. 時として遺伝は外因として疾病を引き起こす．
15. 小児に多く発生する腫瘍に腎臓のグラウィッツ腫瘍がある．
16. 高血圧，糖尿病，痛風，肥満症，動脈硬化症，癌，胆石症，心臓病，胃潰瘍などを生活習慣病という．
17. 腸チフス菌は大腸に，赤痢菌は小腸に病巣をつくる．
18. 自己免疫疾患は男性に多く，心筋梗塞は女性に多い．
19. 痛風や胆石は男性に多い．
20. ポリオウイルスは大脳灰白質の，日本脳炎ウイルスは脊髄の神経細胞に感染する．
21. 脳の白質は灰白質に比べて軟化しやすい．
22. 胃がんは日本人の男性に多い．
23. 成人T細胞白血病は関東地方に多い．
24. 胸腺リンパ体質ではリンパ節の萎縮が著しく，麻酔や注射で死にいたる事が多い．
25. 成長期に成長ホルモン分泌が亢進すると末端肥大症になる．
26. 下垂体ホルモン分泌が低下するとシモンズ病となる．
27. バゾプレッシン分泌が亢進すると尿崩症となる．
28. 幼児が甲状腺機能低下すると粘液水腫となる．
29. 上皮小体ホルモンの分泌過剰によりテタニーをきたす．
30. インスリンは血糖値を下げる．
31. 高血糖症はグルカゴン投与で改善する．
32. クッシング症候群はミネラルコルチコイド過剰分泌による．
33. 糖質ステロイドの過剰によって原発性アルドステロン症が起きる．
34. アジソン病は副腎皮質機能の低下による．
35. 褐色細胞腫は副腎髄質の腫瘍でカテコールアミンの産生が過剰になり高血圧をきたす．
36. 食物線維により肝臓癌の発生率が低下することが知られている．
37. グロブリンが不足すると飢餓浮腫が起きる．
38. カロチンから誘導されるビタミンDは粘膜癌に対する予防効果があるといわれている．
39. 新生児のビタミンE欠乏は副腎，頭蓋内に出血し致死的である．
40. B_2欠乏は脚気をもたらす．
41. ビタミンA過剰は夜盲症をきたす．
42. ビタミンCが欠乏すると壊血病に，小児ではスプルーを発症する．
43. 小児のビタミンD過剰はくる病をきたす．
44. カリウムの過剰は心不全をもたらす．
45. 青銅色糖尿病は銅の過剰により生じ，二次性に糖尿病をもたらす．
46. 銅の不足はウィルソン病をもたらす．
47. 水中毒で水分が過剰になると血清浸透圧低下，低ナトリウム血症，血清蛋白・ヘモグロビン値低下が起きる．
48. 未熟児網膜症は酸素不足に原因する．
49. 熱傷1度では表皮下の組織液貯溜による水疱形成をみる．
50. 熱傷2度では局所は発赤，腫脹する．
51. 熱傷3度では局所は炭化する．
52. 凍傷は1度で水疱形成をみる．
53. 凍傷1度は俗にしもやけといわれる．
54. 凍傷3度で組織は壊死する
55. 低温火傷は60～65℃の熱が長時間作用したとき起きる．
56. 火災などで煙や有毒ガスを吸入して生じる呼吸器系の障害をカーリング潰瘍／急性出血性潰瘍という．
57. 両足を熱傷すると熱傷ショックにより循環虚脱状態となり，自家中毒をきたす重篤な症状を引き起こす．
58. 直流は高圧交流より生体に与える影響が大きい．

59 高圧交流電流は100Vで死亡する．
60 色素性乾皮症の人が赤外線に当たると皮膚癌になりやすい．
61 細胞の放射線感受性は成熟度に比例し，増殖能に反比例する．
62 骨髄，リンパ節，生殖腺などは放射線感受性が低い．
63 放射線障害による貧血は悪性貧血である．
64 低気圧下では潜函病をきたす．
65 マスタードガスは経皮的に入り喘息様の発作を起こす．
66 サリンは口や皮膚から侵入し末梢神経破壊をもたらす．
67 動物性毒素のクラーレ・ツボクラリンには筋弛緩作用がある．
68 多くの植物に含まれるサポニンには赤血球溶解作用がある．
69 トリカブトは呼吸困難や臓器不全を起こすが，漢方薬・附子として関節痛，知覚麻痺の治療に用いられる．
70 喫煙者には肺がん，食道がん，胃がんなどが多い．
71 ベンゼンによる慢性中毒は溶血性貧血に陥る．
72 カドミウムは骨からのリン脱出による骨軟化症をもたらす．
73 鉛中毒は尺骨神経麻痺を起こす．
74 カビ毒の一種のアフラトキシンには発ガン性がある．
75 フグ毒のマイコトキシンは神経作用毒である．
76 フェナセチンは肝障害の原因となる．
77 スモン病の原因はキノフォルムである．
78 アスベストは悪性中皮腫の原因となる．
79 サリドマイドを妊娠初期に母親が服用するとアザラシ肢症をもたらす．
80 ストレプトマイシンは視覚障害を引き起こす．
81 工場排煙に含まれる一酸化炭素が四日市喘息の原因となった．
82 ダイオキシン等の環境ホルモンには内分泌撹乱作用がある．
83 大気中のオゾンやパーオキシアシルナイトレート，二酸化窒素などの（光化学）オキシダントは光化学スモッグの原因となる．
84 鳥インフルエンザは野鳥に多く，鶏やあひるでの発病はまれである．
85 感染性のRNAウイルスを病原体とする疾患をプリオンという．
86 グラム陰性菌によるエンドトキシンショックは比較的軽症である．
87 メチシリン耐性ブドウ球菌は抵抗力が著しく低下したときに感染するが，重症化することはない．
88 黄色ブドウ球菌はメチシリン耐性だがバンコマイシンには耐性がない．
89 院内感染は抗菌薬耐性の病原菌による日和見感染症が多くみられる．
90 エイズは先天性の免疫不全症候群である．
91 エイズウイルスはレトロウイルスである．
92 エイズウイルスはB細胞に侵入する．
93 エイズウイルスは液性免疫を侵す．
94 エイズウイルスに感染すると，AIDSを発症した後に日和見感染症を起こす．
95 エイズの感染経路は，蚊，食物，食器などである．
96 エイズを発症すると感染に対する抵抗力は低下するが，癌発生に対する抵抗力は強くなる．
97 エイズの日和見感染としてカンジダ，真菌症，ニューモシス・カリニ肺炎等が見られる．
98 エイズによりカポジ肉腫，悪性リンパ腫を続発すると多くは死亡する．
99 エイズに母子感染はない．

下記の問に答えよ．
* 次の疾患を引き起こす病原微生物は何か．
  1) インフルエンザ
  2) おたふくカゼ
  3) トラコーマ
  4) 鼠径リンパ肉芽腫
  5) つつが虫病
  6) コレラ
  7) 結核
  8) らい
  9) ワイル病
  10) 回帰熱
  11) アスペルギルス
  12) 麻疹
  13) ヘルペス
  14) マラリア
  15) トキソプラズマ
  16) 肺炎
  17) 淋病
  18) 髄膜炎
  19) ジフテリア
  20) 海綿状脳症
  21) クリプトコッカス
  22) 発疹チフス
  23) 梅毒
  24) カンジダ

第4章 循環障害／血液とリンパ，および関連するもの

ヒトの循環系
- 大循環／体循環：左心室→動脈→毛細血管→静脈→右心房
- 小循環／肺循環：右心室→肺動脈→肺毛細血管→肺静脈→左心房
- リンパ循環：毛細リンパ管→胸管／右リンパ本管（→左静脈角／右静脈角）→静脈
- 門脈循環：腹腔内臓器の静脈→門脈→類洞→肝静脈→下大静脈

■循環障害

	充血	うっ血／静脈性充血／受動的充血	虚血／乏血／阻血
	動脈から過剰な血液が流入し，局所，臓器内に平均以上の動脈血が充満している状態	静脈血の流出が妨げられ，血液が局所，臓器に停滞している状態 ※酸化ヘモグロビン減少　還元ヘモグロビン増加	動脈の狭窄，閉塞による局所性の貧血 局所が低栄養，低酸素
色	鮮紅色	暗赤色調，チアノーゼ	蒼白
機能	亢進→障害	低下	低下
温度	上昇	下降	下降
持続後の変化	長期で水腫や出血 容積と硬度増	水腫，変性，萎縮，壊死 容積と硬度増 ※結合織増殖→硬化，太い静脈管の変形	変性，萎縮，壊死 容積と硬度減

■充血

原因
- 物理的刺激：温熱，寒冷，紫外線，打撲，擦過
- 化学的刺激：酸，塩基，アルコール
- 生物学的刺激：細菌など病原体の感染における毒素の作用

生理的充血／作業性充血／機能性充血	食事直後の胃腸，運動時の骨格筋	臓器の生理的エネルギー増大に対して血液の供給が増える
炎症性充血	炎症	炎症に伴う種々の産物による発赤，腫脹を示す
（血管運動）神経性充血	交感神経の損傷 星状神経節ブロック	血管収縮神経麻痺による
	神経痛時	血管拡張神経興奮による
筋（麻痺）性充血	皮膚描記症	日光，皮膚のマッサージ，寒冷や温熱などによるもの
代償性充血	一側の腎臓摘出	一方の腎臓を摘出すると残された腎臓が代償的に充血する
側副性充血	貧血性梗塞時	貧血性梗塞部周辺におきる
反射性充血	恥ずかしいとき	精神刺激のため血管拡張神経が興奮する

※単純な動脈性充血は一時的で，変化ののちもとに復す

■うっ血

```
┌僧帽弁狭窄症,心不全→慢性肺うっ血┐  ┌静脈圧┐  ┌毛細血管壁の透過性亢進┐  ┌水腫┐
│右心不全→大循環臓器うっ血        │→│毛細血管圧│→│               │→│／ │
└肝硬変→門脈域のうっ血            ┘  └上昇   ┘  └血液中の水分が組織内に濾出┘  └浮腫┘
```

肺うっ血	僧帽弁狭窄症など左心障害や肺静脈に循環障害が生じた時に肺内に血液がうっ滞し,毛細血管が拡張する.拡張した毛細血管から血管外へ水分が移動すれば肺水腫と呼ぶ.**心臓病細胞**[*1]がみられる.
肝うっ血	肝は全身うっ血での代表的臓器.肝は暗赤色を呈し腫大する.肝小葉中心帯にうっ血が強く,肝細胞は圧迫性萎縮に陥る.肝割面はにくずく肝[*2]と呼ばれる.
下肢のうっ血	妊娠などで下大静脈が圧迫されると静脈血が表在の皮静脈をバイパスとして還流する.皮静脈が拡張し**静脈瘤**を生じる.
肝硬変症	肝硬変では高度の線維化のため血液が肝に入りにくく門脈圧が亢進し腹水が生じ,通過障害により側副血行路へ血液が流れる→**メズサの頭**,**食道静脈瘤**が形成される.食道静脈瘤は破綻の危険がある.
うっ血性心不全	心機能低下→心臓のポンプ作用低下→心拍出量低下→静脈環流量減少→静脈側にうっ血→全身諸臓器に障害→呼吸困難,起坐呼吸,肝腫大,浮腫,乏尿を呈する.肺うっ血を主徴とする左心不全と,肝腫大や末梢浮腫を主徴とする右心不全に分けられる.
うっ血腎	うっ血性心不全時に,腎臓の血行動態に異常をきたし,腎機能障害に陥った状態で,レニン・アンギオテンシン・アルドステロン系の亢進,バソプレシン分泌の亢進,交感神経系の緊張亢進などによりNa,水の排泄量が減少する.
うっ血性脾腫	慢性のうっ血による脾臓の腫大／脾腫.右心不全による全身性うっ血,門脈圧亢進症による肝内門脈性うっ血によることが多い.

[*1] 心臓病細胞／心不全細胞:慢性心不全で肺にうっ血があると肺胞内に漏出性出血が起き,食細胞が赤血球を貪食する.貪食した赤血球のヘモグロビンに由来するヘモジデリンを豊富にもつ食細胞のこと.心不全患者の痰中に認められる.

[*2] にくずく肝:慢性うっ血状態にある肝臓の割面所見は,門脈周辺部が黄褐色,小葉中心部が赤色でにくずくの種子の割面模様に似ている.

ミニミニレクチャー

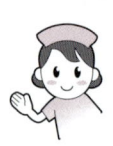

側副血行路／側副循環路:主要な血管の閉鎖や循環障害により消失した機能を代償するために開通する血管の循環路です.

- 冠側副循環／冠側副血行路:冠状動脈の狭窄・閉塞により,心筋血流が減少ないし途絶した領域への対側あるいは同側冠状動脈からの血行路で,急性心筋梗塞の場合,虚血部の線維化を促進したり,梗塞部領域の縮小に役立ちます.動脈が緩徐に狭窄ないし閉鎖してゆくと,側副血行路もよく発達するので,典型的梗塞に至らないこともあります.
- 門脈側副循環／門脈側副血行:門脈循環は肝臓に流入する静脈系で,①上腸間膜静脈 ②脾静脈 ③下腸間膜静脈などが集まり,門脈と呼ばれる太い血管を形成します.門脈圧亢進を来す(主な疾患は肝硬変ですが,肝硬変以外では,日本住血吸虫症,先天性肝線維症,門脈血栓症など)と通過障害が起き,側副循環路／バイパスが形成されます.

```
側副循環路が ┌腹壁静脈をバイパスにすると→メズサの頭;腹壁中央部の静脈怒張┐
臨床的に問題 │食道静脈をバイパスにすると→食道静脈瘤                │の3症状
となるのは   └直腸静脈をバイパスにすると→痔静脈瘤,痔静脈叢からの出血  ┘です.
```

■ 虚血／(局所性)貧血

神経性貧血	レイノー病*1		血管の中膜の平滑筋の収縮により血管内腔が狭窄
閉塞性貧血	脳軟化症, 心筋梗塞		動脈硬化性
	バージャー病*2, 結節性動脈周囲炎*3		炎症性
圧迫性貧血	周囲の腫瘍, 膿瘍の動脈圧迫による		
筋痙攣性貧血	寒冷刺激, アドレナリン, バソプレシン→動脈平滑筋の痙攣性収縮		
反射性貧血	精神緊張→反射的な血管収縮神経の興奮		
	激しい疼痛, 恐怖→顔面蒼白, 脳貧血		
代償性貧血	局所の充血→他の部分の貧血		

*1 レイノー病：寒冷刺激などで四肢先端小動脈に一過性の収縮が起こり, しびれ感を訴える. 若い女性に多い
*2 バージャー病：汎動脈炎, 局所に血栓形成, 内腔閉塞. 下肢動脈に好発する
*3 結節性動脈周囲炎：中小動脈に広汎な炎症性変化, 小結節形成, 多臓器障害を起こし, 腎不全での死亡が多い

血行停止：血流が全く停止する状態. 血流の緩やかな静脈, 毛細血管に現れ, 赤血球の膠着を起こす.
※脳の局所性貧血：脳が最も影響を受けやすく, 酸素を大量に消費する脳で血行停止が5分間続くと脳細胞は壊死する.

> **ミニミニレクチャー**
>
> **全身性の貧血**には……
> - **失血性貧血／出血性貧血**：外傷, 吐血, 喀血, 下血, 胃潰瘍などで慢性的出血
> - **欠乏性貧血**：造血材料欠乏 ─ 鉄欠乏性 ：萎黄病, 月経過多
>   └ 大赤血球性：悪性貧血；B₁₂吸収障害
> - **再生不良性貧血／形成不全貧血**：造血組織(骨髄)機能障害, 原爆症
> - **溶血性貧血** ─ 内因性：先天性鎌状赤血球
>   └ 外因性：不適合輸血(Rh血液型), 胎児赤芽球症
>
> ……があります.

■ 出血

赤血球の血管外流出のこと. 血液全成分の血管外脱出をいうが, 赤血球が目安になる.
白血球は自力で内皮細胞間をすり抜けて血管外へ遊走できるため, 出血とはいわない.

血管壁に原因する出血の分類

破綻性出血	侵蝕性	外傷, 潰瘍, 炎症, 癌	血管外に原因
	血圧亢進性	激しい咳, 嘔吐, 呼吸困難	急激な血圧上昇
	血管病変性	動・静脈炎, 動脈硬化, 動・静脈瘤, 潰瘍, 結核性空洞	血管の病変のため血管壁がもろくなる
漏出性出血		炎症巣に起こる出血, 乏酸素血, 慢性うっ血, 敗血症, 血小板減少症, 血友病, ペスト, 細菌性毒素, ビタミンC欠乏	血管壁の透過性が異常に高まることによる

血管別による出血の分類

動脈性出血	鮮紅色の血液が拍動性, 射出性に出血
静脈性出血	暗赤色の血液が緩やかに出血
毛細血管性出血／実質性出血	血液が滲み出るように出血

部位別による出血の分類

内出血	組織内／皮下組織, 体腔内／関節腔に出血
外出血	皮膚から体外への／体表へ通じる管腔(消化管, 気管, 尿路)への出血

出血の形状による分類

点状出血	毛細血管からの小さい／細かな出血
斑状出血	やや大きく径3mmを超える出血
紫斑	帯紫色の皮疹で小出血斑が数多くみられる出血
血腫	出血後，局在性に血液が集まって腫瘤状になっているもの

臓器別の出血の分類

	喀血	吐血	下血／メレナ，血便，タール便
排出の場所	口←肺，気道	口←食道，胃，十二指腸	肛門←消化管
血液の色	鮮紅色	暗褐色	黒色／鮮紅色
排出物の性状	泡を含む	泡を含まず，食物残渣を含む	糞便
疾患部	肺，気管支	上部消化管，肝臓	消化管
せきの有無	＋	ナシ	ナシ

※ 衄血：脳充血時や婦人の代償性月経時の鼻血
　　血尿：泌尿器系疾患時など
　　紫斑病：粘膜などへの点状，斑状の出血

体腔内出血　胸腔内：血胸
　　　　　　腹腔内出血
　　　　　　心嚢内出血

出血性素質

血小板[*1]の量的／質的異常	**血小板減少症**および血小板機能障害
血液凝固系における欠陥	**血友病**[*2]，ビタミンK欠乏，肝疾患
血管壁の異常	アレルギー性紫斑病，老人性紫斑病，壊血病
線(維素)溶(解酵素)系機能亢進	高度の肝障害，白血病→腺溶性紫斑病

[*1] 血小板（血液凝固因子）　15万～40万／mm^3：止血作用（血小板血栓）
　　　　　　　　　　　　　　血小板が10万個／$1mm^3$以下になると止血時間が延長

[*2] 血友病：血液凝固因子の活性の低下または欠乏により出血性素因を生ずる伴性劣性遺伝疾患で，発病はほぼ男子に限られ，女子は保因者となる．＜p.71　伴性劣性遺伝　参照＞

出血の結果

局所的変化	小さな外出血	→血液凝固→血餅→止血→組織再生→血餅脱落
	内出血	→組織内に出た血液は壊れると→ヘモグロビン（暗赤色調）→ヘモジデリン（鉄含有性）とヘマトイジン（ビリルビンと同じ）に分解（黄色調）→ヘモジデリンはマクロファージに貪食される（褪色）
全身的影響	大量出血：全血量の約30％以上	→ショック状態→死亡 ※心のう，胸腔への大出血→心タンポナーデ*，肺虚脱
	少量でも持続的出血	→全身性貧血 ※胃腸潰瘍，痔出血，子宮筋腫による月経過多
	少量でも重要臓器出血	→重篤な状態 ※脳幹部→呼吸・心臓中枢破壊→死亡 　刺激伝導系→心拍動を妨害→死亡

*心タンポナーデ：心のう／心膜腔内への異常貯留物により，心臓が圧迫され，拡張できなくなった状態

止血の機序

機械的止血：破損を受けた血管が収縮し，内腔を狭める
↓
破損部の被覆：血管内皮細胞の欠損部に血小板が付着凝集する
↓
凝固作用：線維素網形成により補修完了

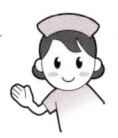

> **ミニミニレクチャー**
>
> ● 播種性血管内凝固DIC
>
> 　癌，白血病（特に急性前骨髄球性白血病），劇症肝炎，外傷，肺や前立腺の外科手術，血管内溶血，産科疾患（羊水エンボリー，胎盤早期剥離，流産）でトロンボプラスチンやトロンビンが血中で増える／敗血症，重症感染症でエンドトキシンにより凝固因子が活性化すると線維素と血小板からなる微少血栓が全身の細小血管に播種性に形成されます．さらに（二次）線溶／線維素溶解が亢進し，フィブリノーゲンが減少／欠乏したため全身に出血傾向が出てくる病態を**播種性血管内凝固／汎発性血管内血液凝固DIC**といいます．DICにより最も障害を受けやすいのは腎臓で腎不全に陥ります．ついで肺ほかに脾，副腎，心，肝が障害を受けます．

■血栓症
血管内，心臓の内壁や弁膜で血液が凝固し，血管壁へ沈着すること．

血栓の形成と種類

血小板血栓 ↓	障害された血管内皮に血小板が粘着，凝集し，層状の血小板塊が形成される
析出血栓／白色血栓 ↓	線維素／フィブリンが析出し，血小板塊を中心核として線維素が囲み，フィブリン血栓が形成され，線維素の網目に多数の白血球と（少数の）赤血球を入れる
混合血栓 ↓	析出血栓から凝固血栓への移行する部分にみられる白色血栓と赤色血栓両者の混合
凝固血栓／赤色血栓	多くの赤血球が線維素の網目にとらえられる ※血液凝固に類似

※球状血栓：心房内に遊離して球状となったもの

血栓形成の（3）条件

血流の変化	動脈瘤，静脈瘤部位では血流緩徐，停滞，渦巻きにより血栓が形成されやすくなる
血管内皮の変化／内皮の脱落による内皮下組織（膠原線維など）の露出	動脈硬化や動脈炎により内皮が脂肪でおおわれたり，内皮が傷害されると血小板が付着しやすくなる
血液性状の変化	多血症や広範な熱傷時には脱水により血液粘度が増し血栓形成が促進される

血栓の好発部位

静脈血栓	下肢の静脈，骨盤静脈，静脈瘤
動脈血栓	動脈瘤，動脈硬化症：大動脈，冠動脈，脳動脈，四肢の動脈

血栓の運命／転帰

器質化	毛細血管が血栓内に侵入→肉芽組織形成→結合織増殖
再疎通	肉芽組織内に毛細血管が侵入→次第に本来の管腔と連絡
塞栓化	部分的に融解し血管壁から離れる→塞栓
軟化	蛋白融解酵素の作用を受ける ※塞栓症の危険
化膿	化膿菌が感染して軟化する
石灰化	器質化した血栓に石灰分が沈着する→静脈石

※┌血栓が脳や心臓の動脈に起これば脳軟化症や心筋梗塞の原因となる．
　└プラスミン（タンパク分解酵素，血栓症の治療薬）：線溶／線維素溶解／フィブリンを分解する／月経血が凝固しない．

■塞栓症

血中の血栓（が最も多い），脂肪，空気，ガス，細胞，組織片，腫瘍塊，細菌，寄生体などの遊離異物が小血管につまり，血流を妨げている状態

静脈性塞栓	下肢静脈→（右心）→肺動脈末梢部
動脈性塞栓	左心弁膜，大動脈→腎，脾，脳，下肢等の動脈
交叉性塞栓／奇異(性)塞栓	右心房に入った静脈血中の塞栓→開存性卵円孔→大循環系 ※動脈性塞栓症系
逆行性塞栓	血流の弱い静脈において，血流の逆行とともに塞栓も逆行 ※まれに静脈の上流の狭い部分に嵌入することがある

血栓塞栓	血栓あるいはその一部がはがれて，運ばれ塞栓となる
空気塞栓	潜函病／ケイソン病 ＜p.9 気圧の病因作用 参照＞ 外傷→肺・大循環系末梢毛細血管
脂肪塞栓	外傷，骨折による皮下脂肪，骨髄の脂肪組織→脳 大腿骨骨折，肥満体の腹部手術→肺
骨髄塞栓	挫滅した骨髄組織→肺動脈系 ※脂肪塞栓と合併することが多い
腫瘍塞栓	静脈内へ侵入した腫瘍組織┬大循環系内臓器腫瘍→肺 　　　　　　　　　　　　└門脈域の消化管腫瘍→肝

塞栓症の転帰

- 塞栓でつまった血管の末梢に貧血→壊死／梗塞
- 塞栓が病原微生物を含むと→微生物が方々に転移して膿血症
- 腫瘍塞栓→腫瘍転移

梗塞

終動脈が，血栓，塞栓により急速に閉塞し酸素欠乏となり，その終動脈の支配領域が壊死した状態

貧血性梗塞／白色梗塞	心筋梗塞，脳梗塞，腎梗塞	終動脈閉塞→限局性の貧血→（虚血性）壊死
出血性梗塞／赤色梗塞	肺梗塞，(絞扼性)腸閉塞，卵巣嚢胞捻転	梗塞に出血を伴う ※血鉄素の沈着をみる．

※ ┬ 梗塞巣は先端部が血管に向かっている楔形を呈する．
　└ 静脈性血栓症により，脾，腎，脳などに出血性梗塞が起こることがある．

梗塞巣の転帰

- 小さい梗塞は融解吸収，マクロファージによる貪食により瘢痕を残さず治癒する
- 一般の壊死巣と同じく肉芽組織により吸収，被包，線維化／瘢痕化される

ミニミニレクチャー

代表的な梗塞には……
- **心筋梗塞**：LDLに含まれるコレステロールが動脈の内皮細胞下層に貯留する粥状硬化症に由来するものが95％．発症後数時間から数日中での死亡が多い
- **腎梗塞**：心臓内血栓，大動脈の潰瘍性病変からの塞栓症，外傷，腎動脈血栓症→腎動脈閉塞→腎血流障害により腎組織が壊死
  ※梗塞巣の反対側の腎機能が障害されていると急性腎不全を生じる．
- **脳梗塞**：脳血栓，脳塞栓，脳血管攣縮，急激な血圧低下→脳の栄養動脈の閉塞→梗塞巣（虚血性脳実質壊死）を生じる
  ※脳梗塞による壊死巣は速やかに軟化融解する：脳軟化
- **肺梗塞**：塞栓により肺血管の閉塞→肺血流障害による肺組織の出血性の壊死
  ※下肢深在静脈血栓に起因することが多く，右下葉に頻度が高い．

■浮腫／水症／水腫

組織液，リンパ液が皮下（浮腫），細胞間隙（水腫），または体腔内（腔水症，胸腔：胸水，腹腔：腹水，心嚢：心嚢水）に貯留する状態

浮腫の徴候：浮腫の局所は蒼白，温度下降，組織の容積増大，硬度減少，弾力性低下，指圧痕

浮腫の成因

血管透過性の亢進	炎症，ヒスタミンやキニンといった血管活性物質が関与
毛細血管内圧の上昇	うっ血状態，心不全，肝硬変
血漿蛋白量の低下	飢餓や栄養障害における低蛋白血症，肝障害による低アルブミン血症，腎疾患／ネフローゼ症候群
リンパ管の閉塞	外力や腫瘍によるリンパ管の圧迫，フィラリアによる閉塞，外科手術による結紮，リンパ節切除

浮腫の原因的分類

うっ血性水腫 ※うっ血が持続→毛細血管内圧が高まる	心機能低下→（全身に）うっ血→身体の下部（特に下肢）から水腫→（高度になると）肺水腫→呼吸困難
腎（臓）性水腫	急性腎炎，ネフローゼ症候群→血漿蛋白減少→血液膠質浸透圧低下→顔面から浮腫
消耗性水腫／飢餓浮腫／悪液質性水腫 ※戦時浮腫	慢性の消耗性疾患，悪液質，老衰，栄養不良→血液中のアルブミン減少→膠質浸透圧低下→全身性の水腫
血管神経性水腫／充血性水腫	クインケの浮腫，帯状疱疹→血管運動神経の機能異常→局所的充血→血管内圧上昇
補腔性水腫　※脳萎縮に伴う脳水腫	組織，臓器の萎縮→腔所ができる→組織圧低下
リンパ還流障害性水腫	鼠径リンパ節の通過障害による象皮病
化学性水腫　※昆虫に刺された部の水疱	細菌毒素，昆虫毒，アルカロイド→血管壁の透過性亢進
内分泌性水腫	副腎皮質ホルモン→Na蓄積促進→Naは血漿の水分を維持
炎症性水腫	胸膜炎→胸水，腹膜炎→腹水，関節炎→関節腔内水腫

※┌心不全：全身特に下半身に浮腫　　┌腎性水腫：顔面特に組織圧の低い眼瞼の腫脹
　└肝硬変：腹水が貯留　　　　　　　└乳癌：手術で頸部のリンパ節を切除すると上肢に浮腫

	漏出液	滲出液
原因	非炎症性 毛細血管圧の上昇，低蛋白血症，リンパ管閉塞	炎症性 血管透過性亢進
蛋白質含有量	少ない	多い
線維素	少ない	多い
凝固性	弱い	強い
比重	軽い：1.015以下	重い：1.018以上
リバルタ反応	陰性	陽性

※リバルタ反応：蛋白質の含有量を検査する．氷酢酸溶液を加えると┌滲出液→蛋白沈殿
　　　　　　　　　　　　　　　　　　　　　　　　　　　　　　　└漏出液→白濁

浮腫の転帰

短期的水症	原因が去れば完全に吸収され，元に復する
長期的水症 ※感染症に罹りやすくなる	線維の増生を促進，線維症を招き，硬化，肥厚する．組織や臓器は圧迫されて貧血状態となり萎縮，機能低下をきたす

■全身的循環障害

脱水症

- 体内から水分,またはナトリウムが減少→体内の水分の平衡失調→組織が脱水状態に陥る
- 高度な脱水症→血液容量不足→循環障害→血圧低下→ショック

水分喪失による脱水症 **高張性脱水症** ／一次的脱水症	水分補給の不足,高度な発汗,尿崩症,糖尿病で多尿,肉体労働などにより体内水分減少	細胞外液の食塩濃度上昇／浸透圧上昇,細胞外液高張→細胞内液の細胞外移動→細胞内脱水症	口渇,(抗利尿ホルモンの分泌が促されるため)乏尿,舌乾燥,衰弱感,精神障害
ナトリウム喪失による脱水症 **低張性脱水症** ／二次性脱水症	頻回の嘔吐や下痢,大量の発汗に対し水だけ補給した場合,利尿剤の多量使用	細胞外液のナトリウム減少／細胞外液低張,細胞外液浸透圧低下→水分の細胞内移動／細胞内浮腫,抗利尿ホルモンの分泌抑制→腎からの水分排泄増加→細胞外液の水分減少促進→血液濃縮,血圧低下	口渇は強くない.倦怠感,立ちくらみ,嘔吐,痙攣,低血圧
混合型脱水症 ／等張性脱水症	下痢,嘔吐,出血,腹膜炎	水分と電解質が細胞外液と同じ割合で喪失	ショック症状を呈する

※臨床でみられる脱水症のほとんどは混合型

- 体内総水分の22%(体重の約15%)が失われると死の危険
- 7〜10日の水分摂取停止→死亡

高血圧症:高血圧が持続すると心臓,血管が障害され脳,心,腎に合併症が生じる.

WHO世界保健機関／ISH国際高血圧学会
- 正常範囲:140/90(mmHg)未満
- 高血圧:140/90以上(mmHg)以上

本態性高血圧	高血圧の90%	原因不明の高血圧
続発性高血圧 ／二次性高血圧	内分泌性	褐色細胞腫,クッシング症候群
	腎性	腎炎,腎動脈の狭窄

- ●悪性高血圧 — 拡張期血圧が130mmHg以上である／眼底に乳頭浮腫がある／急速に進行する腎不全がある／全身状態が急激に増悪する の4所見がみられる

- ●高血圧症の合併症
  - 動脈硬化症促進
  - 心肥大,特に左室肥大
  - 脳出血
  - 糸球体細小動脈硬化→腎機能不全
  - 高血圧性脳症:頭痛,悪心,嘔吐,痙攣発作,意識障害
  - 高血圧性網膜症

心不全:心疾患で心機能が低下した状態で循環障害,炎症,変性等による心筋の収縮・拡張機能障害により必要な血液量を拍出できない.

左心不全	左室拍出量低下 — 末梢循環不全→乏尿／肺静脈圧上昇→肺うっ血→肺水腫:呼吸困難,起坐呼吸,発作性夜間呼吸困難*,チェーンストークス呼吸
右心不全	右室機能低下→上・下大静脈うっ血→毛細管圧の上昇:浮腫,腹水,静脈怒張,肝腫大

*発作性夜間呼吸困難:横臥すると肺うっ血が悪化するので,就寝後数時間すると息苦しさや咳嗽が出現する.

ショック：末梢血管の容積と流れる血液の量が不均衡になり，末梢循環が障害され，心臓から送り出される血液量が減少し，血圧が低下する病態

- 一次性／末梢性ショック：（激烈な疼痛，消化管の穿孔，精神的衝撃などにより血管迷走神経反射を介して）末梢の循環血液量が低下／減少して発生
- 二次性／心原性ショック：心不全状態で心拍出量が低下／減少して発生

大量出血	出血性ショック 皮膚蒼白，冷感，血圧下降，脈拍微弱 （生体反応として）アドレナリンの分泌亢進→末梢動脈収縮→血圧上昇	循環血量不足→全身臓器／組織への血液供給不充分→臓器の低酸素血症→嫌気性解糖亢進→乳酸発生→組織の障害 →ショック状態
大量出血によるものの他	アナフィラキシーショック ＜p.51　アレルギー　参照＞ ＜p.52　アナフィラキシー（ショック）　参照＞	ペニシリンなどの薬剤，異種血清，食物などのアレルギーで，遊離したヒスタミンにより血管が拡張し循環が断れる
	エンドトキシンショック＊ ／細菌性ショック／敗血症性ショック	細菌がエンドトキシン産生→サイトカイン産生促進→心筋，血管内皮細胞障害→（播種性血管内凝固DICなどを介して）多臓器不全
	熱傷性ショック	広範な火傷により血漿成分を失い血液が濃縮し循環量が減少
	心原性ショック	心筋梗塞などで心臓が十分な血液を拍出できない
	外傷性ショック	外傷，創傷，打撲，筋肉の圧挫（などによる大量出血，疼痛も関与する）
	神経原性ショック	恐怖，驚き，不安などによる脳・自律神経反射に基づく血管運動神経の麻痺によるショック

＊エンドトキシンショック ― グラム陽性菌によるものは予後は比較的良い
　　　　　　　　　　　└（大腸菌など）グラム陰性菌によるものは重篤で予後は悪い
※ショック状態が長引くと：血圧50～60mm/Hg以下→脳，心臓の機能障害→回復不能

正には○，誤には×をつけよ（×の場合はその誤りを訂正してください）．

1 充血とは静脈血が充満した状態をいう．
2 充血部位は温度の上昇が見られ暗赤色調を呈する．
3 消化時の消化管にも生理的に充血がみられる．
4 うっ血は静脈血の流入が妨げられることにより起こる
5 うっ血では還元ヘモグロビンが減少するので暗赤色調を呈する．
6 うっ血では毛細管壁の透過性が亢進し水腫が生じる．
7 右心不全では門脈系臓器のうっ血が起きる．
8 片側の腎臓を摘出すると残された腎臓が代償的にうっ血する．
9 肝硬変などで門脈圧が亢進をきたすと血液はバイパスを通り下腹，食道，回腸などへと流れる．
10 門脈の側副循環路は食道静脈をバイパスにすると食道静脈瘤が形成される．
11 出血とは血管外に赤血球がでることをいう．
12 ビタミンC欠乏により起こる出血は破綻性である．
13 破綻性出血は点状，斑状あるいは紫斑の形をとる．
14 肺からの出血は喀血で暗褐色をしている．
15 胃からの出血は吐血で泡を含んでいる．
16 下血では肛門から黒色タール便が排出される．
17 血友病の発病はほぼ女子に限られ，女子は保因者となる．
18 血栓の組成に白血球は含まれない．
19 血栓は全て赤血球を含むので赤色である．
20 下肢の静脈に生じた血栓は胸腹部の組織の末梢に塞栓症をつくる．
21 プラスミンがフィブリンを分解するので月経血が凝固しやすい．
22 大動脈に生じた血栓は腎臓や脳に塞栓症をつくる．
23 塞栓が微生物を含んでいると膿血症を起こす．
24 吻合する動脈は細いので梗塞が起きやすい．
25 心筋梗塞は出血性梗塞である．
26 肺梗塞は貧血性梗塞である．
27 出血性梗塞では血鉄素の沈着が著しい．
28 冠状動脈の閉塞は中膜性動脈硬化に由来するものが最も多い．
29 心筋梗塞の主な原因は高コレステロール血症である．
30 HDLに含まれるコレステロールが動脈の内皮細胞下層に貯留したのがアテロームである．
31 心筋梗塞の発作直後にはニトログリセリンが有効である．
32 脳梗塞は壊死巣に肉芽組織が速やかに形成され器質化される．
33 肺梗塞は右上葉に頻度が高く，下肢の深在性静脈血栓に起因することが多い．
34 心不全では全身とくに上半身に浮腫が起きる．
35 右心不全では夜間発作性呼吸困難，起坐呼吸，チェーンストークス呼吸などをきたす．
36 肝硬変では腹水が貯留する．
37 腎性浮腫では顔面部とくに眼瞼の腫脹がみられる．
38 乳癌の手術で頚部のリンパ節を切除すると顔面に浮腫が生じる．
39 浮腫は血管透過性の亢進，毛細血管圧の低下，血漿蛋白量の低下，リンパ管の閉塞により生じる．
40 炎症による漏出液はリバルタ反応が陽性となる．
41 滲出液は漏出液に比し蛋白質含有量と線維素が多く，凝固性強く，比重は重い．
42 水腫の局所は，硬度が減少し，弾力性が増して指圧痕を生じる．
43 カルシウムが減少すると脱水状態に陥る．
44 嘔吐や下痢が長く続くと一次的脱水症が起きる．
45 一次的脱水症では口渇感は強くない．
46 ネフローゼによる浮腫はアルブミンの減少が主な原因である．
47 体内総水分の15%が失われると死の危険である．
48 出血性ショック時はアドレナリンの分泌が亢進し血圧が上昇する．
49 ペニシリンなどによるアナフィラキシーショックではヒスタミンが遊離して血管が拡張し循環が断たれる．
50 エンドトキシンショックではウイルスによりサイトカイン産生が促進し播種性血管内凝固などを介して多臓器不全を起こす．
51 肺うっ血では心臓病細胞が出現し，メズサの頭をみる．
52 レイノー病では閉塞性貧血をきたす．
53 バージャー病では神経性貧血をきたす．

第5章 退行性病変／代謝障害

■退行性病変

物質代謝障害により ─ 機能の低下
　　　　　　　　　├ 活動性の停止 ─ が生ずる病変
　　　　　　　　　└ 形態の変化

萎縮	変性	壊死
一度完成した臓器や組織が容積の縮小と機能の低下をきたす	代謝活動阻害により，非生理的物質が出現したり，生理的物質が異所性または過剰に細胞内に蓄積する	局所に起こる細胞・組織の死

萎縮

─ 全身性の萎縮 ─ 生理的萎縮
　　　　　　　└ 病的萎縮
└ 局所性の萎縮 ─ 生理的萎縮
　　　　　　　└ 病的萎縮 ─ 圧迫萎縮，神経性萎縮，内分泌性萎縮，
　　　　　　　　　　　　　　無為萎縮／廃用性萎縮，栄養障害性萎縮，中毒性萎縮，
　　　　　　　　　　　　　　放射線性萎縮，貧血性萎縮，変性萎縮

数的減少	急性肝萎縮	構成細胞の絶対数の減少
細胞縮小	褐色萎縮 <p.30 色素代謝異常 参照>	老化，飢餓，非活動状態で細胞が縮小

単純萎縮	構成細胞の容積が縮小	※両者が同時に起こることが多い
数的萎縮	構成細胞の絶対数が減少	

真性萎縮	性状に変化はなく，容積のみが縮小
変性萎縮	萎縮し，性状にも変化が起きている

- 低形成／発育不全：臓器の発育成長不十分／発育障害で所定の大きさに達しない．
- 退縮：胸腺は思春期頃最大となり，以後加齢とともに萎縮／退縮し，老人では脂肪組織に置き換わる．
- 偽肥大／仮性肥大：実質細胞が変性，萎縮し，容積減り，機能低下しているが，間質細胞（主に結合組織や脂肪組織）が増殖し臓器全体としては肥大している．
  - 例 進行性筋ジストロフィー：腓腹筋が変性，萎縮しているが間質の脂肪組織が増加して，肥大しているようにみえる．

全身性萎縮

生理的萎縮／老人性萎縮	脳，心，肝，筋，皮膚
病的萎縮	飢餓萎縮，悪液質萎縮／栄養障害性萎縮

局所性萎縮

● 生理的萎縮

出生直後	副腎の胎児性皮質の萎縮，動脈管と卵円孔の閉鎖
思春期以降	胸腺の萎縮／退縮
更年期以降	性腺／卵巣の萎縮
老年期	老人性萎縮：ほとんどの臓器（脳，心，肝，筋，皮膚など）の萎縮

● **病的萎縮**

変性萎縮	急性黄色肝萎縮[*1]	細胞障害により変性→細胞壊死→細胞数減少
無為萎縮/不動作性萎縮/廃用性萎縮	ギプス固定時→骨格筋の萎縮,眼球摘出後→視神経の萎縮,寝たきり→下肢の萎縮	臓器を使用しない/臓器が機能を果たせない
圧迫萎縮	腫瘍→周囲の組織,動脈瘤→脊椎骨の萎縮,コルセット→肝臓の萎縮,水腎症や尿管の結石→腎萎縮	物理的な圧迫が持続
神経性萎縮	神経切断→筋の萎縮,脳出血後遺症→骨格筋の萎縮,**橈骨神経麻痺→上肢筋の萎縮**	支配神経の麻痺→臓器の機能低下
内分泌性萎縮	(シーハン症候群[*2]など)下垂体の機能失調による甲状腺・副腎皮質・性腺などの萎縮 閉経後の女性の乳腺・子宮・卵巣の萎縮	内分泌機能低下→臓器の機能低下
貧血性萎縮	腎動脈硬化症→萎縮腎	局所の血行障害による
放射線性萎縮	放射線照射→精巣,卵巣,リンパ節,骨髄などが萎縮	
中毒性萎縮	鉛中毒→上腕筋萎縮	

[*1] 急性黄色肝萎縮:劇症肝炎の際に肝細胞壊死のために,肝が小さく変性,萎縮し,黄疸などにより黄色調を呈する.致死率が高い.
[*2] シーハン症候群:出産・外科手術などの際の大量出血により下垂体に貧血性梗塞が起こり,その後下垂体機能低下/失調となる.

● **萎縮の結果**:萎縮を起こした組織,臓器は小さく,硬くなり,表面にシワができ,温度低下し,機能は減退する.

変性

空胞変性/水様変性	浸透圧性ネフローゼや水腫・うっ血・炎症・中毒症時の肝・腎の実質細胞・心筋・骨格筋	電解質平衡の破綻により過剰な水分が細胞内に流入し,細胞が腫脹し,蛋白質を溶かした水が入った空胞がみられ,高度になると壊死に陥る.
混濁腫脹/実質変性	中毒症・感染による肝・腎・心などの実質細胞の肉眼的変化	障害因子によって細胞が腫脹,臓器切片が膨隆し,混濁して灰白色にみえる.
硝子滴変性	腎炎・水銀中毒・ネフローゼ症候群による腎尿細管上皮	細胞の原形質中に大小不ぞろいの硝子滴/蛋白顆粒が出現する
硝子様変性/硝子化	熱傷や心筋梗塞の瘢痕,古くなった結核結節,高血圧での小動脈壁,多産後の子宮動脈	間質の結合組織に無構造でガラスのようにみえる蛋白質性の硝子質/ヒアリンが沈着する. ※胼胝:硝子化で硬くなった瘢痕
角化(変性)/角質変性/過角化症	たこ,魚の目,魚鱗癬	局所性角質変性/過角化症:表皮の角質が分厚くなる
	口腔,食道,腟等の重層扁平上皮	異所性角質変性:生理的には存在しない部位に角質層が現れる
アミロイド変性/類でんぷん変性/アミロイドーシス	全身性:関節リウマチ,結核,癌,多発性骨髄腫	生理的には存在しないアミロイドが血管壁(特に肝,脾,腎),結合織中に沈着する.
	局所性:好発部位;心・肺・消化管・肝・腎・脾・甲状腺・舌などの小動脈・毛細血管	※脾:リンパ濾胞に沈着→**サゴ脾**→高度になると**ベーコン脾** 腎臓では尿毒症の,心筋では心不全の原因となる

脂肪変性／アテローム変性／脂肪変態	栄養障害・酸素欠乏・四塩化炭素・アルコール・薬物中毒・(感染により)肝の実質細胞・腎尿細管上皮・心筋細胞など	多量の脂肪や糖質の摂取，貧血やうっ血による組織の酸素欠乏，糖尿病やクッシング症候群などの内分泌異常，ゴーシェ病，ニーマン・ピック病などは脂質が過剰に沈着，脂肪滴／結晶の状態で検出される
糖原／グリコーゲン変性	代表的疾患が**糖尿病**	細胞の核や細胞質に糖原が過剰，異所性に出現
フィブリノイド変性／類線維素変性	悪性高血圧：血漿成分の血管壁内侵入→血管壁の壊死 膠原病：血管壁で免疫反応が起こる→血管壁のフィブリノイド変性	膠原線維にアレルギー性の刺激が加えられフィビリン類似の物質が多量に現れる
粘液変性	胃癌→印環細胞癌	糖蛋白を主成分とする粘液状の透明物質が異常に多く現れる
類膠変性／コロイド変性	腎盂腎炎末期	粘液より濃厚な膠に似た蛋白質性の透明物質が組織内に現れる

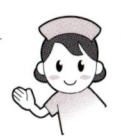

ミニミニレクチャー

動脈内膜にコレステロールが沈着すると，内皮細胞は血流との接触が障害されて壊死します．コレステロールと壊死物質から**アテローム／粥腫**が形成され，血管壁は結合組織が増加し，弾性線維が断裂して硬化するのが**アテローム硬化症／粥状動脈硬化症**です．総腸骨動脈の分枝，冠状動脈，脳動脈，腎動脈などの中小動脈に好発します．誘因は高脂血症，高血圧症，糖尿病で遺伝的傾向や喫煙も関係します．

- 高脂血症：(空腹時血中正常値；) 中性脂肪150mg/ml，コレステロール220mg/mlを超えるもの
- 脂肪過多症／肥満症：脂肪や炭水化物のとりすぎ，運動不足，アルコールの暴飲，内分泌障害
- 脂肪沈着症：脂肪肝，脂肪心，腎尿細管上皮，廃用性萎縮を起こした筋・血管
- リポイド沈着症／脂質沈着症：全身の細網内皮系にリポイド沈着；ゴーシェ病，ニーマン・ピック病

尿酸代謝異常／痛風

動物性蛋白の摂取により，蛋白質や核酸から窒素代謝の過程でプリン体や最終産物として尿酸が作られ，腎から排泄されるが，代謝過程に異常があると尿酸塩となって関節や軟骨に沈着する	尿酸結晶の周りにリンパ球浸潤や異物巨細胞を伴う肉芽腫／**痛風結節**が(耳介，足，肘，手，腱などに)形成される． ※三大症状：急性関節炎発作，痛風結節形成，痛風腎

カルシウム代謝異常

転移性石灰沈着	ビタミンD過剰摂取によるカルシウムの吸収促進，上皮小体機能亢進，骨腫瘍による骨破壊→高カルシウム血症→骨そしょう症，肺・腎・胃にカルシウムが沈着
異栄養性石灰化	代謝異常(高カルシウム血症)を伴わず，変性壊死した組織にカルシウムが沈着 例 結核の乾酪化巣，腫瘍の壊死巣，貧血性梗塞部，動脈硬化を起こした血管壁

※ ┌ 低カルシウム血症（テタニー，くる病），高カルシウム血症（骨多孔症，腎結石）
　├ 胆石症：コレステロール系胆石（主として胆嚢），ビリルビン系胆石（主として胆管）
　├ 尿路結石症：腎石，腎盂結石，尿管結石，膀胱結石（尿酸結石，蓚酸塩結石，リン酸塩結石）
　└ 骨多孔症／骨粗鬆症 ┬ 原発性：老人性／閉経後骨粗鬆症
　　　　　　　　　　　└ 続発性 ┬ ステロイドの過剰投与，
　　　　　　　　　　　　　　　 └ クッシング症候群，外傷後

骨基質に沈着しているカルシウムが血中に動員され骨の形態に変化はないが，骨梁がやせて細くなる

<p.75 骨粗鬆症／骨多孔症 参照>

色素代謝異常／色素変性

褐色萎縮	（老化や飢餓時の）心筋・肝細胞・副腎皮質細胞では萎縮と同時に，黄褐色調の消耗性色素／リポフスチンが高度に沈着し，褐色にみえる
リポフスチン／消耗性色素／脂褐素	肝細胞・腎上皮・神経節などの老化細胞に沈着する脂質とタンパク質の結合した色素で，癌などの消耗性疾患で異常増殖
ヘモジデローシス／血鉄素症	フェリチンの集合体であるヘモジデリン*が過剰に沈着した状態で，再生不良性貧血などへの頻回の輸血や溶血の後の肝・脾の細網内皮系細胞に認められる
ヘモクロマトーシス／青銅色糖尿病	長期にわたる反復輸血による鉄の代謝異常で諸臓器にヘモジデリンが沈着，3主徴（：皮膚に青銅色の色素沈着，肝細胞崩壊に伴う肝硬変，ランゲルハンス島障害による二次性糖尿病）のほかに内分泌腺や心臓の機能低下など多彩な症状を呈する

＊ヘモジデリン／血鉄素：鉄貯蔵蛋白であるフェリチンが網内系の細胞などに摂取され変性したもの

※心臓病細胞／心不全細胞＜p.18　うっ血　参照＞

血色素／ヘモグロビン*1の代謝異常	溶血によるヘモグロビン尿
胆汁色素／ビリルビン*2の代謝異常	黄疸

＊1 ヘモグロビン：赤血球中の蛋白質．鉄／プロトヘムにタンパク質／グロビンが結合したもの

＊2 ビリルビン：ヘムの代謝産物で主要な胆汁色素．血清の黄色は主にビリルビンに由来する．ビリルビンには抗酸化作用があり，生体防御因子としても重要．

● 黄疸

肝前性黄疸／溶血性黄疸／機能亢進性黄疸	新生児黄疸*1，核黄疸*2，悪性貧血，溶血性疾患	間接型ビリルビン／非抱合型ビリルビン*3の増加
肝細胞性黄疸／貯留性黄疸	肝炎，リン・ヒ素・キノコ中毒，妊娠中毒，血液型不適合輸血	間接型ビリルビンと直接型ビリルビンの両方がみられる
肝後性黄疸／閉塞性黄疸／うっ滞性黄疸／吸収性黄疸	胆石，先天性胆道閉塞症，胆管癌，膵頭部癌	直接型ビリルビン／抱合型ビリルビン*3の増加

＊1 新生児黄疸／生理的黄疸：生後2,3日頃に始まる黄疸で，10〜14日で消失する．赤血球が崩壊してもビリルビン排泄に必要な酵素の活性が，肝が未熟のため低く，グルクロン酸抱合が十分にできず間接型ビリルビンがたまり，皮下に沈着して黄疸となる．

＊2 核黄疸／ビリルビン脳症：新生児黄疸の合併症で，間接ビリルビンが脳細胞に沈着，黄染した状態．筋緊張低下，傾眠，哺乳力低下，進行すると発熱，痙攣，後弓反張，後遺症として，脳性麻痺，感音性難聴，知能障害などを残すことがある．

＊3 ┬ 非抱合型ビリルビン：赤血球の破壊などにより生じたヘモグロビンから肝，脾，骨髄などの網内系細胞でつくられ，血液中でアルブミンと結合しているビリルビン．赤血球が盛んに破壊／溶血されるマラリア・悪性貧血・高度の肝障害／劇症肝炎・肝硬変で増加する．ほぼ間接ビリルビンに相当する．
　　└ 抱合型ビリルビン：非抱合型ビリルビンが肝に運ばれ，肝細胞内でグルクロン酸抱合を受けたもの．後，胆汁中に排泄される．肝細胞障害や結石，腫瘍などにより胆汁の流れが停滞すると血液中の抱合型ビリルビンが増加し，皮膚，粘膜にも沈着して黄疸となる．ほぼ直接ビリルビンに相当する．

メラニン沈着	生理的：日焼け，妊娠時の乳頭，ほくろ／色素性母斑，蒙古斑
	非生理的：アジソン病，黒色肉腫，そばかす／雀卵斑

●体外性色素による異常

皮膚から侵入	入れ墨
気道から侵入	喫煙→ニコチン・タール，炭坑夫→炭粉
経口的に侵入	ミカンやカボチャなどカロチンを多量に含む食物の多食→カロチノージス／柑皮症：手指や口囲の皮膚の黄色化

壊死
局所に起こる細胞,組織の死

壊死の原因

虚血	心筋梗塞, 脳梗塞による循環障害
物理的原因	高温／熱傷, 低温／凍傷, 放射線, 電気
化学的原因	各種中毒, 酸, アルカリ
生物学的原因	細胞内でウイルス, 細菌増殖→細胞の死

壊死の分類

凝固壊死	**心筋梗塞**, 腎・脾の貧血性梗塞, **結核結節**／ゴム腫の乾酪変性, 骨格筋の蝋様変性	壊死した細胞の蛋白質が凝固する
融解壊死	脳の白質部の梗塞→**脳軟化**	壊死した組織が水分を吸収したり, 酵素の作用で水化していく
壊疽／脱疽	壊死部が二次的に乾燥または腐敗	
	湿性: 嫌気性腐敗菌の感染→腐敗性子宮内膜炎, 肺壊疽, ガス壊疽[*1]	
	乾性: 動脈硬化症→手足先端部の乾性壊疽／ミイラ化[*2], レイノー病	

[*1] ガス壊疽：ガス産生菌感染によりガス発生
[*2] ミイラ化：四肢の動脈硬化→手，足の先端部

壊死巣の転帰

小さな壊死部	貪食細胞による分解処理	
大きな壊死部	器質化	瘢痕組織
	吸収, 空洞化	結核の乾酪化巣
	瘢痕化	心筋の凝固壊死

加齢と老化

- **加齢**とは：暦年齢の増加
- **老化**とは：加齢に伴う生理的機能の減退

加齢による変化

加齢による臓器機能の低下／形態変化	臓器の実質細胞数減少, 間質の硬化, 消耗性色素／リポフスチンなどの蓄積
加齢による個体全体の変化	間質の硬化
	ホメオスターシス機構の緩やかな低下

※感染やストレスに対する防御力・回復力が減退し, 疾患に罹りやすくなる.

老化によって変化を受けやすい臨床検査成績

全身臓器の機能と関連するもの	アルブミン, 赤血球, ヘマトクリット, ヘモグロビン, 血圧, 運動機能
臓器丸ごとの機能を代表するもの	視力, 眼底所見, 聴力, 心電図, 脳波, 筋力

※Na, K, Ca, Mg, Clなど細胞の生理的活動に不可欠なものは不変.

臓器の老化

血管	弾性線維萎縮・平滑筋細胞減少／萎縮→膠原線維増加→動脈硬化／粥状硬化→冠状動脈・腎動脈・脳底動脈の狭窄
心	高血圧→作業の増大→心肥大，老人性萎縮→重量減少，褐色萎縮
肝	肝萎縮→褐色萎縮
腎	腎動脈硬化→腎動脈狭窄→動脈硬化性腎萎縮， 糸球体：線維化・硝子化・萎縮，　尿細管：変性・萎縮
中枢神経	老人性痴呆┬動脈硬化症 　　　　　└アルツハイマー病┬神経細胞の萎縮，老人斑*1 　　　　　　　　　　　　　　└リポフスチン沈着，アルツハイマー神経原線維変化*2

*1 老人斑：アミロイド蛋白質と腫大・変性した神経突起を主成分とする放射状構造物
*2 アルツハイマー神経原線維変化：軸索内の細胞骨格をなすタンパク質のニューロフィラメントが変性

死

全身死，生体活動の永久的停止

現在の法的死の判定基準	心：脈拍停止 ┐ 肺：呼吸運動の停止 ├ 心，肺，脳の機能の停止が，24時間以上継続 脳：瞳孔反射の消失 ┘
最近の傾向	脳死：脳波が平坦となり，脳幹を含めた脳全体の機能が不可逆的に停止した状態

※植物状態では大脳半球や小脳の機能が停止していても脳幹は働いている．脳波は平坦にならない．

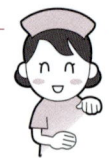

ミニミニレクチャー

　発生，発育の過程で決まった時期に，決まった場所で起きるプログラム化された生理的な細胞死のことを**アポトーシス**といいます．本来，細胞に備わっている細胞消去の機能で，生体の形づくり，有害，不要な細胞の除去など，必要な細胞の選択を可能とし，多様な細胞種の誕生と存続に機能しています．細胞分裂と表裏一体をなし，この機能が失調すると，生体のホメオスターシスに変調をきたし，癌や自己免疫疾患の原因となるとされています．
　※**アポビオーシス**は細胞に付与された個体消去の機能のことです．

死体現象

死冷	体温が低下して外気温と等しくなる
死斑	血液の一部が重力により低い部分（背部，殿部の静脈や毛細管）に沈降する
死後硬直／死剛	死後4～12時間後から蛋白質が変性し，筋肉が短縮し硬くなる． 24～48時間で緩解
自己融解／自己消化	死後もしばらく酵素の作用が続くため
腹部の膨満	腸内細菌の増殖により，腹内容物の腐敗とガス発生による
乾燥	角膜や唇が乾燥する

生活習慣病

厚生省（現・厚生労働省）は，1996年10月から喫煙，飲酒，高塩分食など生活習慣／ライフスタイルに問題のある疾患を，「成人病」という用語から生活習慣改善などの予防策を強力に推進するため「生活習慣病」と変更した．

- 病気を発症させたり進行に影響をおよぼす生活習慣
  - 食習慣：食べ過ぎ，偏食　運動習慣：運動不足
  - 過労，ストレス，喫煙，過度の飲酒
- いわゆる生活習慣病：動脈硬化，脳血管疾患，高血圧，心臓病，糖尿病，肺癌，大腸癌，胃癌，胆石症，痛風，肥満，高脂血症，前立腺肥大，肝臓病，骨粗鬆症，胃潰瘍，歯周病など

ミニミニレクチャー

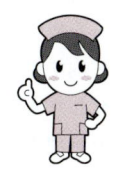

糖尿病はインスリンの絶対的／相対的不足により引き起こされます．
　インスリン不足により筋肉，脂肪組織へのグルコースの取り込み減少，肝臓から血中へのグルコースの移行割合増加→血糖値上昇，尿中へグルコース排出→肝細胞，腎尿細管上皮，心筋，脳のグリア細胞などに糖原が沈着→症状は口渇，多飲，多尿，体重減少，倦怠感，インポテンツで，糖尿病性ケトアシドーシスになると；悪心，嘔吐，アセトン臭の呼気，大呼吸，昏睡が，合併症として；白内障，網膜症，腎症，ニューロパチー，壊疽，感染症をきたします．
　1型糖尿病は従来のインスリン依存型糖尿病で，膵B細胞の破壊によりインスリン欠乏が生じて起き，若年者に多く，急激に発症することが多く，肥満を伴うことは少なく，2型糖尿病は従来のインスリン非依存型糖尿病で，一般的に発症年齢は中年以降に多く，発症は緩徐で肥満，加齢，過食，運動不足，ストレス，妊娠，感染などにより一層悪化しますが，インスリン治療を必要とはしません．

第5章　退行性病変／代謝障害

退行性病変

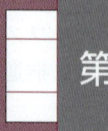

第6章 進行性病変／活動性病変

■進行性病変
細胞，組織，臓器が障害された時，物質代謝および機能が亢進して正常な活動を維持しようとする時にみられる病変．

肥大／単純肥大	増殖／過形成／数的肥大	再生	化生	移植	創傷の治癒	異物の処理
細胞数に変化なく容積，重量が増大	細胞数が増えることで容積，重量が増大	組織の欠損時に，同一組織が欠損部を補い，元の状態に戻す	一度分化，成熟した細胞，組織が（同一胚葉起源内で）性質，形状の異なる他の細胞，組織に変化する	提供者donorの身体の一部graftを本人または他の受容者recipientに移し植える	破壊された組織の補綴修復作用	体外から入った異物，体内で異物化したものを処理する生体の反応機構

肥大
- 真性肥大：実質細胞が増大する；機能亢進
- 偽肥大／仮性肥大：みかけ上の肥大；機能は減退

労働性肥大／仕事肥大／作業性肥大	生理的┬筋肉労働，スポーツによる骨格筋の肥大 　　　└高血圧，スポーツによる心筋の肥大 病的┬弁膜疾患→心室壁，心房壁の肥大 　　├肺性心→右心室肥大 　　└高血圧，大動脈弁狭窄→左心室肥大
代償性肥大	両側性の臓器(腎，卵巣，精巣，副腎，甲状腺など)の一側が機能喪失した場合，対側の残った臓器の肥大
内分泌性肥大	末端肥大，甲状腺肥大，前立腺肥大
刺激性肥大／炎症性肥大	魚の目，ペンだこ，坐りだこ：炎症性の物理的刺激が継続的に加わる
再生性肥大	過剰骨，断端神経腫：再生時の過剰増殖
特発性肥大	特発性心肥大，多毛症，魚鱗癬：原因不明のもの
補腔性肥大	抜歯後の他側の歯の延長 ─┐発育抑制因子の排除 脳萎縮に伴う頭蓋骨の肥大 ─┘
退縮不全肥大	出産後の子宮退縮の不十分，思春期以降の胸腺の残存

増殖／過形成／増生
慢性炎症や持続的な物理的刺激，化学的刺激に対する生体の適応現象

高山生活者の多血球症，去勢後の下垂体ゴナドトロピン細胞の増殖，ヨード欠乏時の甲状腺の増殖，急性感染症時に骨髄の顆粒球が増加
因果関係不明なもの：子宮内膜増殖症，乳腺症，前立腺肥大

再生

生理的再生	表皮, 粘膜上皮, 毛髪, 血液	完全再生
病的再生	外傷, 疾病による欠損部	不完全再生／完全再生

- **再生の法則**
  - 下等生物ほど高等生物より再生力は強い
  - 年齢が若いほど高齢より再生力は強い
  - 同一個体内では下等な機能に関わる未分化な細胞は高等な機能を営む分化した細胞より再生力は強い

再生能力

再生しないもの	**永久細胞** ─ 中枢神経細胞 ※神経膠細胞で補充 └ 心筋細胞 ※肉芽組織で補充
再生力が弱いもの	骨格筋, 平滑筋, 腺上皮細胞
再生力が強いもの	結合組織, 末梢神経, 神経膠細胞, 神経線維, 血液, 赤色骨髄, 毛細血管, 肝細胞, 軟骨組織, 骨組織, 表皮, 粘膜上皮, 子宮内膜

再生の機転

未分化芽細胞の増殖による再生	生理的再生 ─ 表皮・粘膜上皮：基底部にある芽細胞が増殖 └ 骨髄：骨髄芽球が増殖分化
新生芽組織の増殖による再生 ※再生力は弱く多くは結合織で補われる	結合織　：線維(芽)細胞が増殖 骨組織　：骨芽細胞が増殖 軟骨組織：軟骨芽細胞が増殖
芽細胞によらない再生／ 欠損部よりの延長による再生	末梢神経, 毛細血管, 横紋筋線維

※切断神経腫：末梢神経が切断された時, 近位切断端から起きる神経線維の過剰再生

化生

上皮組織の化生	気管支や子宮頚部の粘膜円柱上皮の慢性炎症→**扁平上皮化生**
	腎盂～膀胱の移行上皮の結石や慢性炎症→扁平上皮や腺上皮に化生
	胃粘膜の慢性炎症→(小)**腸上皮に化生**
	肺線維化巣の肺胞上皮→さいころ状上皮に化生
間葉系組織の化生	骨格筋の外傷→外傷性骨化性筋炎, 乗馬する人→大腿内側の乗馬骨

※肋膜の胼胝や粥状動脈硬化症, 古い結核の瘢痕病巣などでは：病巣(結合織)に石灰が沈着→線維(芽)細胞が骨芽細胞に変わり→骨組織に化生

移植

細胞移植	骨髄細胞, ランゲルハンス細胞
組織移植	皮膚, 骨, 角膜
臓器移植	腎, 心, 肝

自己／自家移植		皮膚, 血液, 血管, 骨	同じ個体内の移植	拒絶反応なし 永久生着
同種移植 人→人	同系移植	血液, 角膜, 腎臓,	一卵性双生児	拒絶反応なし 永久生着
	異系移植	肝臓, 心臓, 骨髄	遺伝的に異なる者間の移植	拒絶反応起こり得る
異種移植			種類の異なる動物間の移植	拒絶反応強い 生着しにくい

※異系移植で移植片が生着しないのは移植片細胞の表面にあるHLA組織適合抗原の違いを, 受容者のリンパ球が認識して非自己とみなし, 免疫学的に拒否反応HVGを起こすから.
- **急性拒絶反応**：液性免疫によってgraftは壊死に陥る.
- **慢性拒絶反応**：細胞性免疫によってgraftの実質の消失, 器質化, 壊死が徐々に進行する.

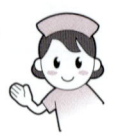

> **ミニミニレクチャー**
> ● 骨髄移植
> 　提供者からの骨髄細胞を受容者／宿主の静脈内に注入する治療．
> 　適応疾患は急性白血病，慢性骨髄性白血病，重症再生不良性貧血，悪性リンパ腫，重症免疫不全．拒絶反応とGVH*が移植後の免疫反応として問題となります．
> 　*移植片対宿主GVH反応：同種骨髄移植後，生着した移植片中のT細胞が増殖して宿主の皮膚，肝臓，腸などを攻撃して起こる反応．

臓器保存

単純表面冷却保存	冷却した細胞内液主体の電解液の中に入れて保存
低温灌流保存	血漿あるいは血清を灌流液とした灌流保存装置を用いる

※移植までの保存可能な時間 ─ 単純表面冷却保存：心臓；4時間，肝臓；12時間，腎臓；48時間
　　　　　　　　　　　　└ 低温灌流保存：腎臓；72時間

創傷の治癒
創傷治癒の経過

肉芽組織の形成	傷口の周囲から結合織ができ→毛細血管，赤血球集合→赤い顆粒状の粒々を伴ったやわらかい組織（肉芽組織）となる
治癒瘢痕化	肉芽組織の結合織線維増生→毛細血管退行，遊走細胞消失→膠原線維の増殖→硬い結合織性の瘢痕となり治癒→瘢痕性収縮を起こす

※ケロイド：肉芽組織が過度に増殖して形成された腫瘤性の瘢痕

一次的治癒／直接的治癒	感染なし，創面小さく密着して，瘢痕を残さない	肉芽組織最小限
二次的治癒／間接的治癒	感染あり，創面広く密着しない，瘢痕を残す	肉芽組織多量

● 肉芽組織：毛細血管を伴い，盛んに増殖しつつある若い結合組織で網状構造
　　　　　線維芽細胞，毛細血管を主成分とし，中に白血球，リンパ球，貪食細胞を含む

良い肉芽	毛細血管や線維芽細胞が多い	やわらかいがひきしまった血色のよい肉芽 治癒早い
悪い肉芽	遊走細胞や滲出液が多い	血色に乏しく，浮腫状，混濁した感じの肉芽 治癒遅れる

骨折の治癒

骨折により骨の破壊，離断，出血が起こる
↓
血腫が吸収され肉芽組織／類骨組織がつくられる
内外の骨膜から骨芽細胞が遊出する
↓
骨芽細胞は肉芽組織の中に埋没し，増殖して**仮骨**をつくる
↓
骨芽細胞は骨基質を形成し，石灰が沈着し，未完成な骨組織／**類骨**となり断端が融合
↓
骨芽細胞により石灰化が進み，破骨細胞により骨梁が構築され骨組織が完成し治癒

※偽関節／仮関節：骨折端における仮骨形成が極めて少ないか，または全く停止して断端の骨性癒合が起こらず，単に結合組織性の癒着にとどまり，いつまでも可動性を残す状態．骨折部固定の不十分，化膿，断端転位の過大，骨欠損の過大，断端間への軟部組織の嵌入，全身栄養状態の不良などが原因．

図6-1 骨折の修復

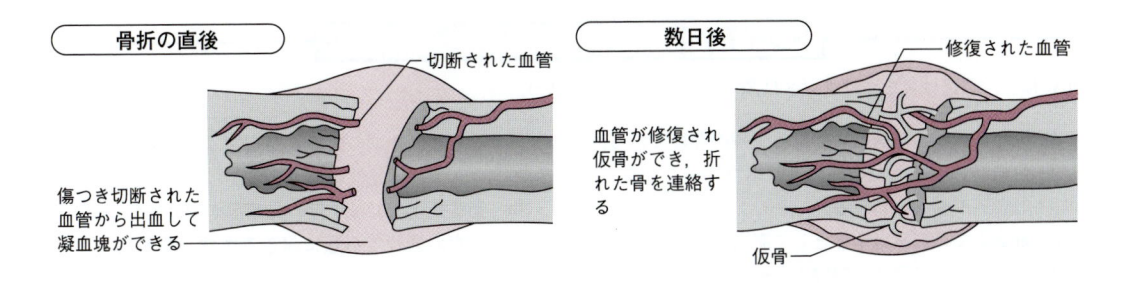

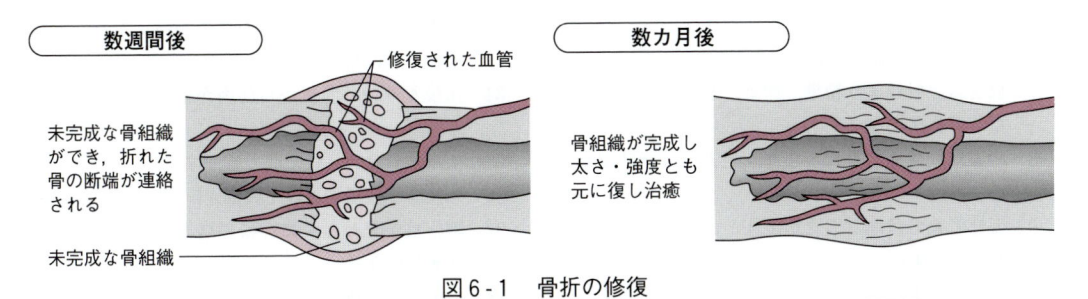

（組織内）異物の処理

排除	吸収	水溶性物質：血管やリンパ管中に吸収される
	貪食	─ 小さな壊死組織：好中球，**マクロファージ**により貪食される ─ 大きな異物：マクロファージが**異物型巨細胞**＊となり貪食する ─ 肺胞内に入った塵埃 ─ 貪食細胞が貪食→痰として喀出 　　　　　　　　　　 └ リンパ節に移動，沈着→その後排除 ─ 赤血球の死骸：ヘモグロビン→ヘモジデリンに分解され，そのうちのフェリチン 　　　　　　　　　　　　　　　　　　　　　　　　→体内の鉄代謝経路に入る
	融解	貪食できない壊死組織は酵素の作用で融解吸収される 大葉性肺炎の炎症滲出物／大量の線維素塊は（白血球の崩壊により遊離した） 　　　　　　　　　　ライソゾームの蛋白分解酵素により融解→痰として排出
器質化		線維素性肺炎の線維素の処理，大きな血栓の処理など排除できない時は，周辺 に肉芽組織増殖，異物は融解，吸収され，瘢痕内にとりこんで自己の組織に置換
被包		（鉱物など）異物が吸収，置換できない時：周囲に生じた肉芽が異物を包囲，線維 　　　　　　　　　　　　　　性に包んで分画，被包化する 縫合糸，珪酸塩，石綿，寄生虫などに対して：多種異物巨細胞が出現して異物を 　　　　　　　　貪食する一方，線維芽細胞による線維形成も加わり→ 　　　　　　　　　　結節状に発達した異物肉芽腫ができる

＊異物(型)巨細胞 ─ 特異性炎での類上皮細胞やラングハンス巨細胞
　　　　　　　　├ リウマチ性心筋炎での**アショフ細胞**
　　　　　　　　├ 骨折治癒過程での**破骨細胞**
　　　　　　　　└ 高脂血症での**トートン型巨細胞**

トライTry 練習問題（第5章，第6章）

正には○，誤には×をつけよ（×は誤りを訂正してください）．

1. 老年期に起きる胸腺の萎縮は生理的萎縮である．
2. 飢餓時の萎縮した心筋にはリポフスチンが沈着し黄色萎縮といわれる．
3. 肝硬変では肝臓は全体として肥大する．
4. シーハン症候群では腎臓の萎縮が起きる．
5. 進行性筋ジストロフィーでは腓腹筋に肥大が起きる．
6. 鉛中毒では顔面筋の萎縮をみる．
7. 放射線照射により精巣，卵巣，リンパ節，骨髄などが萎縮する．
8. 胸腺は成人期に最大となり，老人では脂肪組織となる．
9. 仮性肥大では間質細胞が変性・萎縮し，実質細胞が肥大する．
10. 感染や中毒時には肝・腎の細胞に混濁腫脹をみる．
11. 腎臓の尿細管上皮に見られる硝子滴変性は糸球体から漏出した蛋白が再吸収されたものと考えられている．
12. アテローム硬化症は大動脈に好発する．
13. 痛風とは乳酸代謝異常である．
14. ナトリウム代謝の過程に異常があると関節や軟骨に痛風結節が形成される．
15. 痛風結節は膝，顔面，足，肘などに形成される．
16. 痛風の三大症状とは急性関節炎発作，痛風結節形成，痛風腎である．
17. コレステロール系胆石は主として胆管で発生する．
18. 蒙古斑はリポフスチンの沈着である．
19. 副甲状腺機能が低下すると骨多孔症をきたす．
20. 血液のなかで溶血が起きるとヘモグロビン尿となる．
21. 柑皮症はカロチンを多量に含む食物の多食による．
22. 結核は高カルシウム血症になるので乾酪化巣にカルシウムが沈着する．
23. 核黄疸では間接型と直接型ビリルビンの両方がみられる．
24. 先天性胆道閉塞症では間接型と直接型ビリルビンの両方がみられる．
25. 核黄疸は新生児黄疸の合併症で脳性麻痺などを残すことがある．
26. 1型糖尿病は従来のインスリン非依存型糖尿病である．
27. 体内のNaやKは老化によって変化を受けやすい．
28. 結核結節やゴム腫の乾酪変性は融解壊死する．
29. ガス壊疽は乾性壊疽である．
30. 動脈硬化症では手足の先端部が湿性壊疽となる．
31. 発育の過程で不意に起きる突然の細胞死のことをアポトーシスという．
32. アルツハイマー病は脳の動脈硬化症である．
33. 植物人間では大脳半球の機能が停止するので脳波が平坦になる．
34. 死後4～12時間後から筋肉が細長くなり硬くなる．
35. 死後硬直は24～48時間で緩解する．
36. 死後筋が弛緩するので腹部が陥凹する．
37. 細胞数が変わらずに容積の増大をきたすものを増殖という．
38. 一度分化，成熟した細胞，組織が（同一胚葉起源内で）性質，形状の異なる他の細胞，組織に変化することを再生という．
39. 化生とは慢性炎症や持続的な物理的，化学的刺激に対する生体の適応現象である．
40. スポーツ選手に起こる骨格筋の肥大を刺激性肥大という．
41. 一側の腎が障害されると対側の腎が代償肥大する．
42. 高等生物ほど下等生物より再生力は強い．
43. 喫煙者の気道の線毛円柱上皮は立方上皮に化生する．
44. 慢性胃炎の胃粘膜には扁平上皮化生が起こる．
45. 一卵性双生児間の移植を同系移植という．
46. 異系移植は種類の異なる動物間の移植で拒絶反応強く，生着しにくい．
47. 移植片が生着しないのは組織適合抗原の違いにより拒絶反応が起きるからである．
48. 肉芽組織は皮膚組織を主成分として線維芽細胞を含んでいる．
49. 硬くひきしまった血色の良い肉芽組織を良い肉芽という．
50. 肉芽組織は日がたつにつれて膠原線維が増殖し，毛細血管，遊走細胞が増加する．
51. 一次的治癒は感染がなく，創面は小さく密着していて，肉芽組織が多く，瘢痕を残さない．
52. 肉芽組織の成立が不足だとケロイドを生じる．
53. 毛細血管や線維芽細胞が多い肉芽は悪い肉芽で治癒が遅れる．
54. 骨折端における仮骨形成がきわめて多いと偽関節を生じる．
55. 組織内異物は吸収，貪食，融解により処理される．

56 リウマチ性心筋炎ではアショフ細胞が異物を貪食する．
57 特異性炎での異物型巨細胞は類上皮細胞やラングハンス巨細胞である．
58 異物を排除できない時は周辺に肉芽組織が増殖して器質化する．
59 異物が吸収，置換できない時は肉芽が異物を分画する．

下記の問に答えよ．

*1 萎縮に関する分類で誤っている組み合わせはどれか．
1) コルセット装着時の肝臓の萎縮 ・・・圧迫萎縮
2) 大動脈瘤による脊椎骨の萎縮 ・・・・圧迫萎縮
3) 水腎症時の腎萎縮 ・・・・・・・神経性萎縮
4) 脳出血後遺症による骨格筋の萎縮・・神経性萎縮
5) 下垂体の機能失調による甲状腺の萎縮
　　　　　　　　　　　・・・・・・・内分泌性萎縮
6) 閉経後の女性の子宮の萎縮 ・・・内分泌性萎縮
7) ギプス固定時の骨格筋の萎縮 ・・・・無為萎縮
8) 眼球摘出後の視神経の萎縮 ・・・不動作性萎縮
9) 寝たきり時の下肢の萎縮 ・・・・・廃用性萎縮
10) 癌患者における全身性の悪液質性萎縮
　　　　　　　　　　　・・・・・・栄養障害性萎縮

*2 変性に関する分類で誤っている組み合わせはどれか．
1) ネフローゼ時の腎の実質細胞 ・・・・混濁腫脹
2) サゴ脾 ・・・・・・・・・・・・・・混濁腫脹
3) 水銀中毒による腎尿細管上皮 ・・・硝子滴変性
4) 腎炎による腎尿細管上皮 ・・・・硝子滴変性
5) 魚鱗癬 ・・・・・・・・・・・・・・角質変性
6) 魚の目 ・・・・・・・・・・・・・・角質変性
7) 心筋梗塞の瘢痕 ・・・・・・・・・硝子様変性
8) 古くなった結核結節 ・・・・・・・硝子様変性

*3 黄疸に関する分類で誤っている組み合わせがある場合は，番号で示せ．
1) 新生児黄疸 ・・・・・・・・・・・生理的黄疸
2) 悪性貧血 ・・・・・・・・・・・・肝前性黄疸
3) 妊娠中毒 ・・・・・・・・・・・・・貯留性黄疸
4) 血液型不適合輸血 ・・・・・・・肝細胞性黄疸
5) 胎児赤芽球症 ・・・・・・・・・・・溶血性黄疸
6) 胆石 ・・・・・・・・・・・・・・・肝後性黄疸
7) 膵頭部癌 ・・・・・・・・・・・・閉塞性黄疸

*4 現在の法的な死の判定基準で誤っているのはどれか．
1) 心：脈拍停止
2) 肺：呼吸運動の停止
3) 脳：瞳孔反射の消失
4) 心，肺，脳の機能の停止が12時間以上継続する

*5 肥大に関する分類で誤っている組み合わせはどれか．
1) 高血圧による左心室の肥大 ・・・内分泌性肥大
2) 魚の目 ・・・・・・・・・・・・・・炎症性肥大
3) 断端神経腫 ・・・・・・・・・・・・再生性肥大
4) 脳萎縮にともなう頭蓋骨の肥大 ・・補腔性肥大
5) 思春期以降の胸腺の残存 ・・・・退縮不全肥大

*6 再生力の強いものはどれか．
　　心筋細胞，毛細血管，骨格筋，神経細胞，結合組織，末梢神経，粘膜上皮，子宮内膜

第7章 炎症

■炎症
生体の細胞，組織に障害をもたらした種々の刺激／侵襲に対する生体の反応と傷害された組織の修復過程

- **非特異性炎**：循環障害と滲出，変質，増殖の3所見の多少により分類される；（変質性炎／実質性炎,）滲出性炎, 増殖性炎
- **特異性炎**：特異的肉芽腫が増殖する炎症；結核, 梅毒, らい, 野兎病, サルコイドーシス, 腸チフス, 鼡径リンパ肉芽腫, リウマチ熱, 異物性肉芽腫, 関節リウマチ

全身症状	全身異和感, 悪感, 発熱, 頭痛, 食欲不振, 不眠, 痙攣
局所症状	急性炎症五大徴候：**発赤, 発熱, 腫脹, 疼痛, 機能障害**

ミニミニレクチャー

- 急性炎症の5大徴候の
  - **発赤**は小動脈・毛細血管拡張→血流促進により肉眼的に鮮紅色を呈する
  - **発熱**は充血により多量の血液集合→熱を感じる
  - **腫脹**は血管の透過性亢進，滲出→組織に炎症性浮腫が起きるため
  - **疼痛**はブラジキニン，細胞外カリウム増加→疼痛を感じる
  - **機能障害**は上記の諸要素によりもたらされる

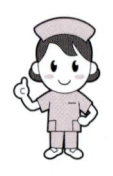

炎症の原因：傷害因子／催炎体

外因	病原微生物の感染	ウィルス, 細菌, カビ, 原虫, リケッチア, 寄生虫
	物理的刺激	熱傷, 切傷, 裂傷, 放射線, 紫外線, 電気, 機械的外力, 異物（炭粉, 石粉）, 温熱, 寒冷
	化学的刺激	酸, アルカリ, オキシダント*, 薬物, 毒物, 腐食毒
内因	体内で作られる	壊死組織, 結石, 異常代謝産物, 毒性物質
アレルギー	<p.51 アレルギー 参照>	激しい抗原抗体反応, 免疫複合体の沈着

*オキシダント：窒素酸化物および炭化水素類を主体とする一次汚染物質が，太陽光線を受けて光化学反応を起こすことによって発生する二次汚染物質

炎症反応
組織の障害→微小循環系の循環障害，組織の変質→血漿の滲出，血球の遊出
　　　　　　　　　　　　　　　　　　　　　　→局所の細胞増殖→組織の修復

- 組織の障害（と変質）・・・・・・・退行性病変
- 循環障害と滲出・・・・・・・・血管反応
- 細胞の増殖・・・・・・・・・・進行性病変

炎症の経過

急性炎症	3～4週間の経過で, 循環障害, 浸出を強く認める
↓	この間に亜急性, 亜慢性疾患がある
慢性炎症	4週以上の経過をとり, 細胞・線維の増殖が著しい

炎症の時間的経過

1) 組織の障害
   - ①原因の直接障害 ┐
   - ②循環障害   ├ による局所の障害，変性，壊死
   - ③免疫学的機構   ┘

   ※炎症局所の組織が破壊されると化学伝達物質／ケミカルメディエーターが放出される．

2) 循環障害と滲出
   - ①第1相：一過性の細動脈収縮→虚血
     第2相：ケミカルメディエーターの刺激→
       - 細動脈拡張→毛細血管拡張・充血→発赤
       - 細静脈拡張→うっ血
   - ②ケミカルメディエーターの刺激→
         毛細血管壁の透過性亢進→
         血漿蛋白成分の滲出→
         組織液の浸透圧亢進→血清滲出
   - ③細胞滲出　※白血球遊走因子
         炎症（相当）細胞の血管外への遊出→
                 炎症の原因物質を処理する

3) 組織の増殖
   - ①遊出細胞の増殖：マクロファージが増殖し，病原体・組織の残骸を貪食する．
   - ②固定細胞の増殖：肉芽組織の増殖，実質細胞の増殖→局所の修復

炎症の形態学的変化／組織像の移り変わり

1) 組織の変質→変質性炎／実質性炎
   分化の進んだ高等な機能を営む臓器の実質細胞が傷害を受けやすい

2) 循環障害と滲出→滲出性炎
   - ①第1相：組織は蒼白
     第2相：組織は発赤
   - ②血清滲出→炎症性水腫／浮腫，腫脹
     ※ ┌ 滲出液
        └ 滲出物：アルブミン，グロブリン，フィブリノーゲン，赤血球
     毛細血管の新生→酸素やエネルギーの運搬
   - ③白血球の遊走／白血球浸潤
     ※病原体の貪食，破壊→好中球が多いと化膿

3) 組織の増殖→慢性化し増殖が顕著だと
                              →増殖性炎
   - ①マクロファージは異物の性質や大きさにより変化する→組織球，類上皮細胞,巨細胞：壊れた赤血球や組織を貪食・消化し運び去る
   - ②線維芽細胞→膠原線維→結合組織／炎症性肉芽で欠損部位を埋める

炎症（担当）細胞

好中球	遊走細胞の主体．炎症で最初に遊走してくる．貪食作用（小食細胞），炎症や免疫の調節
好酸球	アレルギー反応や寄生虫疾患で多い
好塩基球／肥満細胞／マスト細胞	好塩基球は流血中に，肥満細胞は粘膜や結合組織中に多く存在するともに細胞表面にIgEに対するレセプターをもち，抗原刺激に対してヒスタミンを放出する
単球／組織球／マクロファージ	血管内では単球，血管外に出ると組織球，異物を貪食するようになるとマクロファージ／大食細胞と呼ばれる
リンパ球	T細胞：炎症反応や免疫反応に働く B細胞：分化して形質細胞／プラズマ細胞となり抗体を産生

遊走因子

（多形核）白血球やリンパ球を，より濃度の高い方向へ，あるいは，低い方向へと遊走させる物質	微生物感染部位におけるマクロファージなどによって作られるもの，補体の分解産物，細菌毒素など

（滲出反応の化学）伝達物質

ヒスタミン	血圧降下作用と毛細血管透過性亢進作用が著しい
セロトニン	ヒスタミン類似物質で血小板中にあり，血管収縮や血圧上昇に働く
ブラジキニン	血漿中のキニン[*1]酵素系の活性化によって生じる
	血管透過性の亢進，血管拡張，疼痛惹起
プロスタグランジン	アラキドン酸[*2]から合成される物質
	血管透過性亢進，血管拡張作用，血小板凝集の解離，血管平滑筋の収縮
ロイコトリエン	アラキドン酸[*2]代謝系．血管透過性亢進，血圧下降

[*1] キニン：ブラジキニンなどの総称で，血圧の低下，血管拡張，毛細血管の透過性亢進，子宮などの平滑筋収縮に働く．
[*2] アラキドン酸：プロスタグランジン，ロイコトリエンなどの前駆物質となる不飽和脂肪酸．

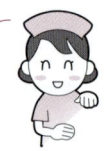

ミニミニレクチャー

ヒスタミンは生体内に広く分布し，ショック，アレルギー，炎症などの起因物質として働き，血圧低下や毛細血管の透過性亢進，平滑筋収縮，血管拡張などの作用を有し，胃酸分泌や心拍数などの刺激物質として重要です．神経組織では神経伝達物質として働き，音や光などの外部刺激および情動，空腹，体温上昇といった内部刺激などによっても放出が促進され，オキシトシン分泌や覚醒状態の維持，食行動の抑制，記憶学習能の修飾などの生理機能を促進することで知られています．

滲出物の役割

水	催炎体濃度を薄め処理しやすくする
免疫グロブリン，補体＜p.47 抗原と抗体　参照＞	病原体の毒素を破壊，中和する
フィブリノーゲン	線維素の網を作り，病原体を閉じこめ拡散を防ぐ

全身への影響

炎症局所の化学伝達物質，酵素，細菌の毒素などが血管に入り全身症状を起こす

全身の発熱	細菌の毒素，マクロファージが産生する物質→（視床下部）体温調節中枢を刺激→発熱
白血球の増加	炎症局所で産生された物質→骨髄刺激→白血球増加
	例　化膿性炎症→好中球，寄生虫感染→好酸球，慢性炎症→リンパ球と単球
リンパ節や脾臓の腫大	
赤血球沈降速度の亢進	感染症，悪性腫瘍，心筋梗塞，血液疾患により亢進
	※血清中のC反応性蛋白質*を定量する検査法／CRPテスト陽性

*C反応性蛋白質 C-r(eactive) p(rotein)：炎症や組織の壊死で血液中の濃度が増加するのでマーカーとして臨床診断と病態把握に用いられる．補体の活性化や好中球の貪食作用亢進をする生理作用を有する生体防御上重要なタンパク質．

慢性化	循環障害，滲出が軽いと進行が緩やかで長く持続し慢性炎症となる	結核，梅毒，癩

変質性炎

炎症の出発点となる組織障害で，変性が強く出るタイプ

※ 変質性炎／退行性炎：組織の変性が特に強く，滲出や増殖の軽度なもの．しかしながら変性は炎症の結果で，変質性炎の概念については論議があり，今日ではあまり用いられない．

実質性炎：肝，腎，心筋，筋肉，脳，脊髄など実質臓器の実質細胞に変性と壊死が起こったもの．実質細胞の変性を伴うので変質性炎とも呼ばれるが，概念が定まらないため，あまり使われない．

例　ネフローゼ：漏出したタンパクを再吸収した尿細管の硝子滴と尿中に多数の脂肪滴を認める尿細管上皮細胞の変性疾患．多量のタンパク尿，低タンパク血症，高脂血症，および浮腫を呈するネフローゼ症候群と同義語．

滲出性炎
血管からの滲出現象が強いタイプ
漿液性炎
- 細胞成分に乏しく，線維素成分をほとんど含まない．漿液は血清とほとんど同じ組成
- 組織の損失を伴わないので，ほとんど瘢痕を残さず治癒する

マメ，熱傷の水泡性火傷	漿液が表皮間，皮下にとどまる
漿液性胸膜炎，腹膜炎，関節炎	胸腔，腹腔，関節腔に漿液の滲出が起こる
カタル性鼻炎，コレラ，胃カタル	漿液の滲出が粘膜面に起こる：**カタル(性炎)**
炎症性浮腫	漿液の滲出が結合組織内に起こる

線維素性炎

(線維素性)肺炎[*1]	大量のフィブリノーゲンを含む炎症
上気道ジフテリア・**偽膜**[*2]，大腸の偽膜性炎	粘膜に起こる線維素性炎
線維素性心外膜炎・**絨毛心**[*3]	漿膜に起こる線維素性炎
肺炎双球菌：**大葉性肺炎**→肺胞内に線維素/フィブリンが充満	肺胞に起こる線維素性炎

*1 (線維素性)肺炎 ┌ 肺胞内に線維素性滲出物→白血球により溶解・吸収され，痰として排出され治癒
　　　　　　　　 └ 線維素残存の場合→肉芽組織で置換→呼吸面減少
*2 偽膜：粘膜が壊死に陥り，線維素が析出し，一緒になって膜状になる
*3 絨毛心：フィブリンが心のうの内面や心臓の表面に付着して，糸屑状にざらざらした面をつくる

化膿性炎
- 膿・大量の好中球の死骸，壊死組織片を含む
- 原因菌／化膿菌：ブドウ球菌，連鎖球菌，淋菌，髄膜炎球菌

肺膿瘍，癤（せつ），疔（ちょう）*	**膿瘍**：組織が崩壊，懐死，中心部は空洞となり膿／好中球が充満している状態
急性虫垂炎	**蜂窩織炎／蜂巣織炎／フレグモーネ**：好中球が細胞間物質を広汎に融解しながらびまん性に浸潤する．組織は残存している
副鼻腔炎，膿胸，膿子宮	**蓄膿**：身体の腔所に膿がたまっている状態
膿性鼻カタル，歯槽膿漏，淋菌による尿道膿性カタル	**膿性カタル／膿漏**：粘液のカタルに膿が混じるもの

*癤／疔／ねぶと／フルンケル：毛包炎が進展，拡大し，毛包と周囲の結合織に化膿性炎症が波及したもの
※ ┌ 面疔：顔面に発生した癰（よう）：癤／疔の多数集合したもの
　 └ ひょう疽：四肢末節の蜂窩織炎

出血性炎

劇症肝炎，インフルエンザ肺炎，出血性大腸炎，発疹チフス	炎症性滲出物に多量の赤血球を含む 組織障害強烈

腐敗性炎／壊疽(性炎)

肺壊疽，壊疽性気管支炎，壊疽性子宮内膜炎	腐敗菌が感染し組織が著しく壊死・腐敗

増殖性炎
炎症後期に現れる肉芽組織の増殖が主となるタイプ
- 線維増殖主体：肝硬変，萎縮腎，珪肺症／肺線維症
- 細胞増殖主体：鼻炎，肥厚性胃炎

特異性炎／肉芽腫性炎

増殖性炎症が慢性化すると残存した病原体が肉芽組織の増殖過程に影響を与える．(組織球,)マクロファージが大型化した類上皮細胞や，細胞が融合して多核化した巨細胞の塊を中心に，周りをリンパ球や形質細胞が囲む2，3層の肉芽腫が形成される

結核症（の経過）

- 患者の喀痰中の結核菌が咳とともに排出され空中をさまよい，吸入され（空気）感染する．感染して発病（一次結核症）する頻度は約5％．残りのもののうち発病（二次結核症）するのは約5％で，90％のものは感染しても発病しない．
- 感染後1～2カ月するとツベルクリン反応が陽性となる．

初期変化群／一次結核症	肺に初（期）感染巣をつくる： 　　小さな乾酪化性の病変で滲出性変化が主 　　※初期感染巣／初期病巣は下葉の肋膜下層に多い 　　　初（期）感染巣 ──┐ 　　　　　　　　　　　├─ 初期変化群 　　　＋ 所属リンパ節の病巣 ──┘	多くの場合，初期変化群に石灰化を残して治癒
二次結核症	免疫組織が未発達，免疫不全がある場合は： 　　結核菌の血行性播種→全身の臓器に多数の結核結節を形成；**粟粒結核症** 　　結核菌が初期感染巣から気管支内に吸入されると→ 　　　他の気管支を通じて肺内に他の病巣をつくる；**管内性伝播**→ 　　　　　※両側の肺尖部に再感染巣／二次的病巣をつくりやすい 　　中心が壊死に陥り空洞を形成し，空洞内で結核菌が増殖し→ 　　　　┌ 肺内へ撒布巣をつくる 　　　　└ 喀痰を通して消化器に感染 免疫が不充分な初期感染期に血行性に広がると： 　　**血行性伝播**→慢性経過の間に骨，腎などに病巣をつくる	
免疫力のある場合：緩やかな限局した経過をとり，激しい全身性血行性蔓延にはならない		

◆ミニミニレクチャー◆

- 二次結核症の骨結核は**腰椎カリエス**が多く，骨組織が壊死し，冷たい膿瘍／**冷膿瘍**となり，重力により下方へ流れ鼠径部に達します．
- 流注膿瘍：結核性病巣の膿が下方に進展し，離れた部位に形成する膿瘍で，貯留部では膿瘍の特徴（腫脹，波動）を呈しますが，炎症所見は乏しく，皮膚を穿破し瘻孔を形成します．
- るいれきは結核によるリンパ節の腫脹です．　● ろうそうは皮膚結核のことです．

二次結核症にかかりやすい臓器・組織	脳，腎臓，腸，骨
感染しない臓器	心臓，肝臓

結核症の治癒方式

開放性治癒	結節の中心部が喀出されると空洞状となる→空洞内壁が清浄化され，線維性組織で裏打ちされた空洞として残る
瘢痕性治癒	空洞が線維性組織によって置換され，つぶれた状態で治癒
被包性治癒	結節の乾酪壊死物質が体外に排出されず，周囲が線維性組織で被包されて治癒 ※被包された結核結節のなかに結核菌が大量に存在しているので再燃の危険がある 　悪性リンパ腫，白血病，癌などで抗腫瘍剤を大量に使用していると，免疫不全状態を招来し，被包化されていた病巣が再燃し粟粒結核へと進展する

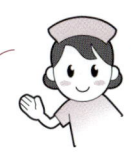

> **ミニミニレクチャー**
>
> 特異性炎の肉芽腫には……
> - **結核の**
>   **結核結節**
>   - 中心部は乾酪*壊死巣
>   - その周囲はマクロファージ，類上皮細胞，ラングハンス巨細胞
>   - その外側はリンパ球，形質細胞，線維芽細胞
>
> （図：リンパ球，乾酪壊死巣，類上皮細胞，ラングハンス巨細胞）
>
> *乾酪：チーズの日本名で，壊死部は凝固壊死の形をとるがチーズのように黄白色でぼろぼろの感じになる
>
> - **梅毒の**
>   **ゴム腫**
>   - 中心部は（凝固）壊死巣 ※乾酪壊死
>   - その周囲はマクロファージ，(類上皮細胞，ラングハンス巨細胞)
>   - その外側は形質細胞 (，リンパ球)，線維芽細胞
>   ※全体として線維形成が豊富
>
> - **ハンセン病の**
>   **らい結節／らい腫**
>   - 中心壊死はなく，脂肪変性に陥った巨細胞と類上皮細胞の浸潤巣
>   - その周囲をリンパ球 (形質細胞) が囲む
>
> ……などがあります．

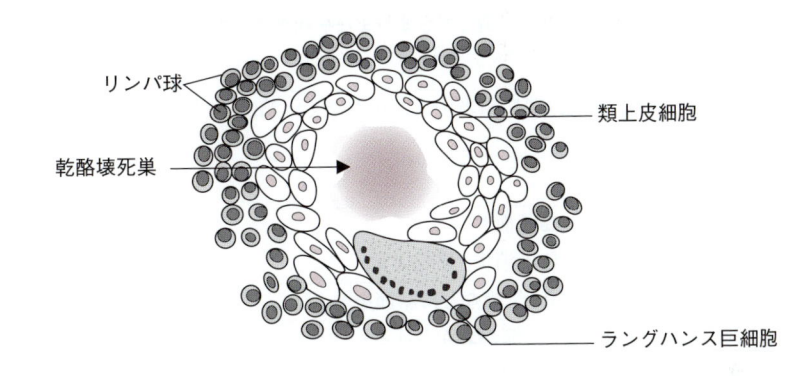

梅毒：トレポネマ・パリズム（スピロヘータ）の感染による．

ゴム腫型	結核結節に類似した二重層の肉芽腫を形成
びまん性間質性炎型	リンパ球や形質細胞の浸潤が臓器の間質にびまん性に起こり，強い瘢痕を残して治癒

後天性梅毒

第1期 約3カ月 ※潜伏期間は約3週間 ワッセルマン反応は6週で陽性	**初期硬結**：感染局所の軟骨様硬度の丘疹とその部の硬化 **硬性下疳**：中央の浅い潰瘍化 **無痛性横痃／よこね**：鼠径リンパ節（所属リンパ節）の無痛性腫脹 2～3週間で自然消退
第2期 3カ月～3年前後	発熱，関節痛，全身倦怠感，全身リンパ節腫脹， （丘疹状）**梅毒疹**，梅毒性乾癬*1，梅毒性バラ疹*2，脱毛症
第3期 感染後約3～10年 ※以後あらゆる臓器組織をおかす臓器梅毒 *3期	**ゴム腫／グンマ**：皮膚，皮下組織，骨，関節などの各種臓器に単発性あるいは多発性に現れ，灰白色，ゴム様の弾力性を示す．全臓器に生じるが，顔面，下腿伸側に好発する． **結節性梅毒疹**：組織破壊性が強く，瘢痕治癒や変形を残す **鞍鼻**：鼻の骨軟骨炎のあとの瘢痕収縮

第4期 感染後10年以上経過 ※内臓諸臓器がおかされ予後不良	心血管梅毒：（梅毒性）大動脈瘤，梅毒性大動脈炎
	神経梅毒／脳脊髄梅毒 — 脊髄癆：主として脊髄の後根・後索と脳幹が障害される — 進行麻痺：麻痺性痴呆 — 視神経萎縮

＊1 梅毒性乾癬：掌蹠に生じる赤褐色から赤銅色の2期丘疹状梅毒疹の一型
＊2 梅毒性バラ疹：体幹を中心に散在性の浸潤のない淡紅色の斑
＊3 臓器梅毒：梅毒第二期以降は血行性に全身に散布され中枢神経系，眼，内耳，肝臓，腎臓，消化器や心血管系などの内臓諸器官をも侵襲してさまざまな症状を呈する

先天性梅毒

母体からの胎盤感染 ※流産の原因ともなる	第1期に相当する変化がなく，第2期，第3期に相当する変化が同時に出現

癩／レプラ／ハンセン病

皮膚	結節癩：獅子面＊ 斑紋癩：色素消失，知覚異常
粘膜	鼻腔・咽頭・気管などに結節をつくる
リンパ節	全身のリンパ節がおかされる
神経	特に末梢神経がおかされることが多い　※尺骨神経が最多
内臓	肝臓が多くおかされる

＊獅子面／獅子顔貌：顔の皮膚は分厚くなり，鼻も腫れて大きくなり，眉毛は薄く睫毛は脱落し，前額部の皮膚はしわが深くなる．

その他の特異性炎

野兎病	皮膚・リンパ節に結核に似た結節病変を形成
サルコイドーシス	肺・リンパ節に，中心に壊死巣がない類上皮細胞からなる結節病変／類上皮細胞肉芽腫を形成．結核結節に似るが乾酪壊死巣はない
腸チフス	小腸にマクロファージの小集簇から成る結節病変を形成
リウマチ熱	類上皮細胞や単球などによるアショフ結節を形成　＜p.51　リウマチ熱　参照＞
関節リウマチ	皮内・皮下，腱，肺・胸膜，心・心膜などに直径数mm～数cmのマクロファージなどの炎症性細胞が集簇した硬く無痛性のリウマトイド結節を形成 ＜p.79　関節リウマチ　参照＞
鼠径リンパ肉芽腫症／第4性病	性行為によるクラミジア・トラコマチス感染． 会陰部や直腸の丘疹→潰瘍，鼠径部や大腿部リンパ節の腫脹→自壊し瘢痕形成や狭窄，破壊を伴う
異物性肉芽腫	結合組織の増生を伴う慢性炎症腫瘤

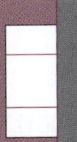

第8章 免疫異常・アレルギー

■免疫
自己 self（生体）と非自己 not self（抗原）とを認識／識別し，非自己を排除し，非自己を免疫学的に記憶する

- 自然免疫／先天免疫
- 獲得免疫／後天免疫

- （体）液性免疫
- 細胞性免疫

免疫系

中枢性リンパ組織　　　　　末梢性リンパ組織

骨髄　　　胸腺
T前駆細胞　→　T細胞に分化　→　┌全身に分布するリンパ節，脾臓，
B細胞　─────────────→　└消化器粘膜下リンパ組織，扁桃

※胸腺はT細胞を分化成熟させる一方，自己の細胞に反応するT細胞を除く

リンパ球

T細胞／ Tリンパ球／ 胸腺由来細胞	骨髄中の造血幹細胞に由来し，胸腺中で分化増殖して成熟すると，末梢リンパ組織へ移行し免疫機能の中核を担う．ウイルス感染細胞を殺すキラーT細胞，B細胞の抗体産生を助けるヘルパーT細胞など機能の異なる亜群からなる	特異性：抗体は，抗体を作りだすきっかけとなった抗原とのみ反応する ※ある抗原に反応した結果，その抗原に対する反応性／抵抗性が増強する
B細胞／ Bリンパ球／ 骨髄由来細胞	骨髄で造血幹細胞から種々のサイトカイン*の作用を受けて分化成熟し，脾臓やリンパ節などの末梢二次リンパ臓器へ移動する．細胞表面に抗原受容体を持ち，抗原情報を受けて形質細胞／プラズマ細胞となり抗体を産生する．一部は記憶細胞に分化して抗原情報を長期間記憶している	抗原の記憶と二次反応：記憶した抗原と接触すると反応して抗体を作る ※同じ感染症に2度かからない

＊サイトカイン：抗原に曝された時，リンパ球，マクロファージ，線維芽細胞，内皮細胞などから放出され，免疫応答の細胞間伝達物質として働く＜p.49　サイトカイン／リンホカイン　参照＞

抗原と抗体

抗原 antigen	生体を刺激して抗体産生や細胞性免疫などの免疫現象を成立させる物質：細菌，ウイルス，動植物の蛋白質，薬剤，体内で発生した変性物質，癌細胞など ※自己抗原：自己由来の物質で自己に免疫反応を誘起するもの
抗体 antibody	抗原を特異的に認識する免疫グロブリン．抗体産生細胞／B細胞によって産生され，抗原と特異的に結合して免疫複合体[*1]を形成する．オプソニン[*3]効果がある．

＊1 免疫複合体／抗原抗体複合物：抗原と抗体が結合したもの．抗原の有害性は消失する．腎糸球体，血管，脈絡叢，関節には免疫複合体が沈着しやすい．補体[*2]が結合すると局所に炎症を起こし糸球体腎炎，血管炎，関節炎などが惹起される．

＊2 補体：マクロファージ，上皮細胞，リンパ球などで作られる免疫反応，アレルギー反応の媒介物質．血清中に多量に存在し，免疫複合体と結合すると活性化し，溶血・溶菌反応，貪食作用促進，ウイルス中和，炎症促進を起こす．生体防御，組織障害の2面性を持つ．

＊3 オプソニン：血漿や体液中に存在する好中球やマクロファージの貪食作用を増進する物質の総称で，その代表例は抗体と補体．

抗原

抗原決定基	抗原分子の特定の部位が免疫反応に関わる 免疫応答の開始あるいは認識に重要な抗原上の部位を抗原決定基という
完全抗原	免疫原性（抗原性：免疫応答を起こさせる能力）と反応原性（抗体との反応性）を持つ／抗体を作る能力を持つ
不完全抗原／ハプテン	抗原であってもそれ単独では免疫原性が低く，反応原性のみを有する アルブミンなどのタンパクと結合させると抗体産生を引き起こすことができる

免疫反応

液性免疫	抗体／免疫グロブリンが中心的役割を果たす免疫．マクロファージに貪食され細胞膜上に提示された抗原情報は**ヘルパーT細胞**を通してB細胞へ伝えられ，**B細胞は形質細胞／プラズマ細胞**に分化し免疫グロブリンを産生する．
細胞性免疫	抗体を介さない細胞が媒介する免疫反応．T細胞が主役で，リンパ球，マクロファージ，白血球などを集結，活性化させる．

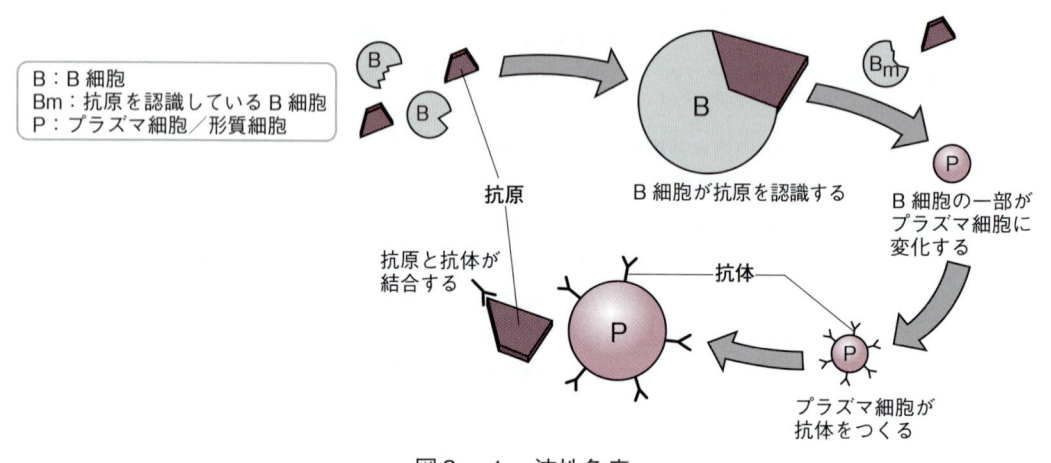

図8－1　液性免疫

抗体／免疫グロブリンIg／γ-グロブリン

種類	体内分布	補体結合能	機能
IgG ※最も多い	血管内 ※胎盤通過性（＋）	＋＋	Igの主力，補体を介し，毒素中和，ウイルス感染能の中和，**白血球遊走やオプソニン化促進** ※母体から胎盤を通して胎児の血液中に入り，免疫機構の不十分な胎児を守る
IgA	外分泌液 血管内	＋	（消化器，呼吸器の）粘膜中，母親の初乳に含まれ感染防御因子として重要 ※ポリオ，インフルエンザウイルスの中和
IgM マクログロブリン	血管内	＋＋＋	感染に際して最初に現れ，強力な抗原凝集，溶血能を持つ ※リウマチ因子は主にIgMに属す
IgD	血管内	＋	主な働きは不明
IgE ※最も少ない	皮膚 粘膜 血管内	＋	Ⅰ型アレルギー反応に関与，抗原と反応すると，結合している肥満細胞や好塩基球からヒスタミンやセロトニンを分泌させる

（エフェクター）T細胞：	（細胞表面に発現するT細胞受容体により）B細胞と同じく特異的に抗原を異物と認識する．抗原認識は細胞表面に発現するT細胞受容体による	

細胞傷害性T細胞／キラーT細胞　Tc	抗原となった細胞／標的細胞を攻撃，破壊する．ウイルス感染細胞や悪性腫瘍細胞の破壊，移植臓器の拒絶反応を担当，記憶Tリンパ球にも分化
遅延(型過敏)反応T細胞　Td	マクロファージを活性化し，サイトカインを産生・分泌して遅延型免疫反応／Ⅳ型アレルギーを起こす
ヘルパーT細胞　Th	他のリンパ球を活性化する
Th1	細胞性免疫を亢進させ，遅延型過敏反応を引き起こす．Tcリンパ球の反応を促進する．Th2の機能促進
Th2	B細胞の抗体産生を補助し，主として液性免疫を司る／抗体応答を活発化する．Th1の機能抑制
サプレッサーT細胞　Ts	B細胞の抗体産生およびTc細胞の働きを抑制

※Th細胞とTs細胞がB細胞の抗体産生のバランスをとっている

ナチュラルキラー細胞／NK細胞	（抗原を特異的に認識して機能するのではなく）癌化した細胞の破壊やウイルス感染細胞などの変異細胞を傷害するリンパ球

サイトカイン／リンホカイン

インターロイキン　IL	種々の白血球，線維芽細胞，内皮細胞などから産生されマクロファージの貪食作用を高める．Tリンパ球増殖因子
インターフェロン　IFN	ウイルス感染を防ぐ．ウイルス性疾患の治療薬として，ある種の癌細胞の増殖を抑制するので癌治療薬としても用いられる
コロニー刺激因子　CSF	血液幹細胞の増殖・分化を刺激し，顆粒球・マクロファージの増殖を起こす．後天性免疫不全となるのを治療できる
細胞傷害性サイトカイン	腫瘍壊死因子：抗腫瘍活性を持つ．マクロファージ，単球，NK細胞が生成する パーフォリン：標的細胞の核を崩壊させ，アポトーシスが誘導される．キラーT細胞やナチュラルキラー細胞に存在する

免疫不全

免疫系（B細胞，T細胞，補体，食細胞）に欠損があり，防御機構が働かず抵抗力が低下し，感染の反復，重症化を主徴とする病態で遺伝関係を証明することが多い．

先天性免疫不全／原発性免疫不全

（伴性）（ブルトン型）無ガンマグロブリン血症	Bリンパ球から形質細胞への分化成熟過程に障害→免疫グロブリン産生低下	液性抗体欠如／形質細胞少ない，細胞性免疫は正常
ディ・ジョージ症候群	胸腺の発育不全によりTリンパ球が存在しない	細胞性免疫機構の欠如，液性免疫／Bリンパ球は正常
スイス型無ガンマグロブリン血症／重症複合型免疫不全症	Tリンパ球，Bリンパ球の両方に数，機能の異常がある．胸腺は発育不全．細菌感染に弱く1年以内に死亡	リンパ球の酵素／アデノシンデアミナーゼ欠損によりリンパ球生成が障害される
IgA単独欠損症	血清IgAと粘膜からの分泌型IgAの両者が欠損 ※免疫不全症で最多：700人に1人	呼吸器感染症，慢性下痢，気管支喘息に罹りやすく自己免疫病を合併しやすい
低γグロブリン血症	Bリンパ球成熟不全，免疫グロブリン分泌不全，ヘルパーTリンパ球欠損，サプレッサーTリンパ球過剰	Bリンパ球の数は正常

後天性免疫不全／続発性免疫不全

免疫系臓器の疾患	慢性リンパ性白血病，多発性骨髄腫，ホジキン病，サルコイドーシス，胸腺腫
医原性	臓器移植時の免疫抑制剤の投与，悪性腫瘍治療のための抗癌剤や放射線照射，ステロイド剤の投与
感染症	エイズ<p.14　ミニミニレクチャー後天性免疫不全症候群　参照>
その他	腎不全，低栄養状態，癌末期，自己免疫疾患

自己免疫疾患

免疫系における自己と非自己の識別不良が起き，自己の正常な構成部分を抗原とする自己抗体を産生，免疫反応を起こし，自己の組織や細胞を過剰に攻撃・破壊する．

※膠原病：結合組織に炎症性変化をもつ急性または慢性疾患で，細胞外成分／膠原線維と基質にフィブリノイド変性がみられる疾患群の総称．

　　例　全身性エリテマトーデス，強皮症，結節性多発性動脈炎，皮膚筋炎，リウマチ熱，関節リウマチなど

関節リウマチ RA ♂1:3～4♀ 発病30～50歳 <p.79　(慢性)関節リウマチ　参照>	慢性・対称性・多発性・びらん性の**関節の増殖性滑膜炎**．リンパ球・形質細胞の炎症性細胞浸潤，線維芽細胞増生，パンヌス*1形成．炎症は関節軟骨・骨に波及．関節腔は結合組織で置換される．**高γグロブリン血症，血清中にリウマトイド因子***2．	朝のこわばり，関節の痛み・熱感・腫脹・圧痛・破壊・変形・強直，皮下結節／リウマチ結節，肺線維症，胸膜炎，血管炎，心筋炎，心膜炎，強膜炎など
橋本病／ 慢性甲状腺炎 ♂1:20以上♀ 発病30～50歳	甲状腺へのリンパ球の高度浸潤，リンパ濾胞の形成，上皮細胞の変性・萎縮，間質の線維化． **抗甲状腺抗体陽性**	ゴム様硬のびまん性甲状腺腫．寒がり，発汗減少，浮腫，嗄声，体重増加，低体温，便秘，食欲減退，脱毛，眉毛減少，徐脈など
全身性エリテマトーデス SLE ♂1:9♀ 発病20～40歳	**抗核抗体***3が核と反応し免疫複合体を作り皮膚，関節，血管，腎臓などに沈着し炎症をきたす．血中に**抗DNA***4**抗体，LE細胞***5が出現	顔面に蝶形紅斑，ループス(糸球体)腎炎*6，ネフローゼ症候群，発熱，関節炎，リンパ節腫脹，壊死性血管炎，皮膚結合織の変性，心内膜炎など
多発性筋炎 ♂1:2♀ 発病5～15歳 　　30～50歳 <p.81　多発性筋炎／皮膚筋炎　参照>	横紋筋の原因不明の炎症．筋細胞の壊死と炎症性細胞浸潤．皮膚病変を伴うと皮膚筋炎 SLE・RAなど自己免疫疾患，悪性腫瘍(特に40歳以上の男)の合併が多い	筋力低下と筋痛，ヘリオトロープ皮疹*7，ゴットロン徴候*8，関節痛，関節炎，レイノー現象，間質性肺炎，心病変など
(結節性)多発動脈炎／結節性動脈周囲炎 ♂2:1♀ 発病40～60歳	全身の中・小動脈(いわゆる筋性動脈)のフィブリノイド壊死を伴う動脈炎／壊死性血管炎．原因不明だが，薬剤やB型肝炎ウイルスなど原因を特定しうる場合もある． 炎症性細胞浸潤，組織球・線維芽細胞増殖．寛解と増悪を繰り返す	重要臓器(とくに腎と肺)の血管炎に起因する様々な症状．発熱，体重減少，関節痛，筋肉痛，陰嚢痛，肺炎，喘息，蛋白尿，血尿，皮下結節，不整脈，意識障害，失明，多発性神経炎など
強皮症／(進行性)全身性硬化症 ♂1:9♀ 発病30～50歳	全身の結合組織の炎症性・増殖性・変性病変で，膠原線維が肥厚・増加／線維症が特徴的． リウマトイド因子陽性，高γグロブリン血症，LE細胞，抗核抗体	寒冷で皮膚蒼白，チアノーゼを呈するレイノー症状が初発症状 皮膚の硬化・萎縮，関節，筋，腱，消化器，呼吸器，心臓，血管，腎臓などもおかす．

ベーチェット病 男女比同数 発病20〜40歳		Tリンパ球の過剰反応性に基づく好中球の機能亢進が基本的病態. 急性炎症が反復し,増悪と寛解を繰り返す. (皮膚)針反応[*9]陽性	4主症状:口腔粘膜の再発性アフタ性潰瘍,外陰部潰瘍,皮膚症状／結節性紅斑,眼症状／虹彩毛様体炎または網脈絡膜炎 関節炎,精巣上体炎,腸管潰瘍,血栓性静脈炎,中枢神経病変など
リウマチ熱 ♂1:2♀ 発病5〜15歳		A群β溶連菌の急性咽頭炎に続発. 心筋および弁膜にIgGと補体が沈着	心筋炎,血管炎,多発性関節炎,皮下結節,発熱,紅斑など

[*1] (リウマトイド・)パンヌス:炎症性滑膜の増生した肉芽組織が関節軟骨を被覆したもの.
[*2] リウマトイド因子:自己のIgGを対応抗原とする自己抗体.
[*3] 抗核抗体:自己の細胞の核と反応してしまう抗体.
[*4] 抗DNA抗体:DNAに対する自己抗体.
[*5] LE細胞:全身性エリテマトーデス患者の骨髄液中にみられる細胞の核を貪食した好中球.
[*6] ループス腎炎:全身性エリテマトーデスの自己免疫反応で生じる免疫複合体が腎臓に沈着,あるいは局所で産生されることにより惹起される腎炎.
[*7] ヘリオトロープ皮疹:眼瞼,眼窩周囲の浮腫性紫色発疹.
[*8] ゴットロン徴候:関節背面の落屑を伴う隆起性発疹.好発部位は指趾関節.
[*9] (皮膚)針反応:ベーチェットでは皮膚に滅菌注射針を刺すと24〜48時間後に無菌性小嚢胞が形成される.

■アレルギー

免疫応答の過剰;ある抗原に感作されている生体に,再度その抗原が入り,免疫反応が自己に対して有害な作用を及ぼす状態.

Ⅰ型: 液性免疫 抗体:IgE ／レアギン	**即時型／ アナフィラキシー**[*1]**型** 抗原:食品,薬剤,花粉,ハウスダスト 抗原投与後5〜15分で 皮内反応／発赤と膨疹	**気管支喘息**,アレルギー性鼻炎,花粉症,じんま疹,薬物アレルギー,食物アレルギー,アトピー[*2]性皮膚炎,ペニシリンショック(アナフィラキシーショック)	好塩基球,肥満細胞の表面に結合しているIgEと抗原とが反応しヒスタミン,セロトニンが分泌され,血管の透過性亢進,平滑筋収縮,腺細胞の分泌亢進
Ⅱ型 液性免疫 抗体:IgG, IgM	**細胞傷害型／** 毒素型／融解型 抗原:細菌,ウイルス	**不適合輸血**／異型輸血,自己免疫性溶血性貧血,Rh不適合による胎児赤芽球症,血小板減少性紫斑病,グッドパスチャー症候群[*3],無顆粒球症,橋本病,新生児溶血病	細胞表面の抗原に抗体が結合して反応し補体や貪食細胞が直接細胞(赤血球,白血球,血小板)を破壊
Ⅲ型 液性免疫 抗体:IgG, IgM	**免疫複合体型／ アルサス**[*4]**型／** 血清病型 抗原:血清,毒素 発赤と浮腫	急性糸球体腎炎,血清病,アレルギー性血管炎,過敏性肺炎, **自己免疫疾患:多発動脈炎**,全身性エリテマトーデス,関節リウマチ	抗原抗体反応による免疫複合体に補体が結合して血管壁や周囲組織に沈着すると白血球が遊走し局所の細胞を破壊し循環障害,炎症,血栓形成,フィブリノイド壊死

第8章 免疫異常・アレルギー　アレルギー

IV型 細胞性免疫	遅延型／T細胞依存型 抗原：薬, 化粧品, 細菌 24〜48時間で発赤と硬結	ツベルクリン反応, 結核空洞形成, 接触性皮膚炎, 移植拒絶反応, 腫瘍免疫	感作T細胞と抗原が反応しサイトカインを放出, リンパ球, 単球, マクロファージが局所に集積 標的組織は皮膚, 肺

- V型／刺激型／機能亢進型／抗レセプター抗体反応（II型の亜型；II型のうち機能亢進するものをV型として別に分類）：自己抗体やホルモン受容体に対する抗体の刺激により組織, 臓器の機能が亢進する.
  例 バセドウ病, 重症筋無力症, I型糖尿病

*1 アナフィラキシー(・ショック)：I型アレルギー反応で生じる重篤な病態. 症状は口内異常感, 喉頭部狭窄感, 悪心, 耳鳴り, 尿意, 便意, 全身性蕁麻疹, 循環不全, 気道狭窄が起こる. さらに血圧低下, チアノーゼ, 意識障害に陥ればアナフィラキシー・ショックとなる.

*2 アトピーとは微量のアレルゲンでIgEを産生しやすい体質.

*3 グッドパスチャー症候群：肺にウイルス感染が生じ肺胞壁が障害されると自己抗体が産生され発症する肺出血を伴う腎炎.

*4 アルサス(現象)：肥満／マスト細胞や好塩基球からヒスタミンなどが放出され, 血管透過性亢進, 好中球の走化性亢進により, 免疫複合体の周辺に多核白血球が集積して活性化され, 出血壊死が現れるIII型アレルギーに属する反応.

トライTry 練習問題（第7章，第8章）

正には○，誤には×をつけよ．（×は誤りを訂正してください）

1. 出血，発熱，腫脹，疼痛，機能障害を急性炎症の五大徴候という．
2. 滲出性炎，増殖性炎は特異性炎である．
3. 急性炎症では細胞・線維の増殖が著しい．
4. 急性炎症の発赤が鮮紅色を呈するのは静脈が拡張するためである．
5. ヒスタミン，セロトニン，アルブミン，プロスタグランジンは起炎因子である．
6. 炎症で最初に遊走してくるのは好中球で貪食能がある．
7. 好酸球は抗原刺激に対してヒスタミンを放出する．
8. マクロファージには貪食作用があり大食細胞と呼ばれる．
9. T細胞はリンパ球で炎症反応や免疫反応に働く．
10. B細胞は形質細胞となり異物を貪食する．
11. ヒスタミンは血圧上昇作用と毛細血管透過性亢進作用が著しい．
12. セロトニンは血管収縮や血圧上昇に働く．
13. ブラジキニン，プロスタグランジンは血管を拡張し，血管の透過性を亢進する．
14. ジフテリアでは粘膜が壊死に陥り，線維素が析出し偽膜が形成される．
15. 肝硬変では細胞の増殖と線維の減少が見られる．
16. 非特異性炎は肉芽腫形成が特徴である．
17. 野兎病，サルコイドーシス，腸チフス，鼠径リンパ肉芽腫，蜂窩織炎は特異性炎である．
18. 結核結節ではリンパ球，形質細胞，線維（芽）細胞が中心をなす．
19. 結核結節にはマクロファージ，類上皮細胞，ラングハンス巨細胞がみられる．
20. 梅毒の結節はゴム腫と呼ばれ線維が少なく弾力性がある．
21. ハンセン病のらい結節には中心壊死はみられない．
22. 結核では気管支の感染巣と所属リンパ節の病巣とをあわせて初期変化群という．
23. 感染後1〜2週間するとツベルクリン反応が陽性となる．
24. 結核の初期病巣は乾酪化性の病変で下葉の肋膜下層に多い．
25. 結核菌が血行性に広がると全身臓器の粟粒結核症になる．
26. 骨結核は腰椎カリエスが多く狼瘡となる．
27. 結核は多くの場合初期変化群に石灰化を残して治癒する．
28. 二次結核症では喀痰を通して消化器にも感染する．
29. 心臓，肝臓などは二次結核症にかかり易い．
30. 梅毒はトレポネマ・パリズムというウイルスの感染による．
31. 梅毒発病後3ヵ月過ぎると初期硬結，硬性下疳，よこねをみる．
32. 梅毒では特異的な肉芽腫が第1期から形成される．
33. 梅毒感染6ヵ月目でワッセルマン反応が陽性となる．
34. 皮膚の梅毒疹は第1期にみられる．
35. 梅毒第2期では全身に慢延し各所のリンパ節が腫脹する．
36. 梅毒第3期には麻痺性痴呆や脊髄癆を起こす．
37. 脊髄癆では主として脊髄の前根と大脳が障害される．
38. 先天性梅毒は母体からの胎盤感染による．
39. 先天性梅毒は第1期，第2期，第3期に相当する病変が同時に出現する．
40. ハンセン病は全身のリンパ節がおかされ，神経がおかされることはない．
41. 腸チフスは大腸に結節病変を形成する．
42. 抗原を特異的に認識する血清アルブミンを抗体という．
43. 抗体はT細胞によって産生される．
44. Bリンパ球は分化して形質細胞となりリンホカインを産生する．
45. 一部のT細胞は記憶細胞となり抗原情報を長期間保持する．
46. 抗体と抗原は結合して免疫複合体を形成する．
47. 抗原にはオプソニン効果がある．
48. T細胞の免疫学的能力を液性免疫という．
49. 感作リンパ球やマクロファージによる免疫反応を細胞性免疫という．
50. サイトカインは免疫応答に働く細胞間伝達物質である．
51. B細胞は胸腺で分化増殖して成熟する．
52. ヘルパーT細胞はB細胞の貪食作用を助ける．
53. Th2は細胞性免疫を亢進させる．
54. サプレッサーT細胞はB細胞に対し抑制的に働く．
55. キラーT細胞は貪食作用を持つ．
56. NK細胞は癌化した細胞を破壊することができる．
57. 免疫グロブリンではIgMが最も多い．

58　IgGは母体から胎盤を通して胎児の血液中に入る．
59　IgGは母親の初乳に含まれる．
60　IgAは消化器，呼吸器の粘膜中にあって感染防御に働く．
61　リウマチ因子は主にIgDに属す．
62　IgGはⅠ型アレルギー反応に関与する．
63　インターロイキンはウイルス性疾患の治療薬として用いられる．
64　ブルトン型無ガンマグロブリン血症は後天性免疫不全である．
65　エイズは先天性免疫不全である．
66　ブルトン型無ガンマグロブリン血症は細胞性免疫に異常がある．
67　ディ・ジョージ症候群はBリンパ球から形質細胞へ移行する過程に障害がある．
68　IgA単独欠損症は自己免疫病を合併しやすい．
69　低γグロブリン血症はサプレッサーTリンパ球が欠損し，ヘルパーTリンパ球が過剰である．
70　スイス型無ガンマグロブリン血症はTリンパ球，Bリンパ球ともに異常が見られる．
71　橋本病は慢性のびまん性甲状腺腫で甲状腺機能が亢進する．
72　関節リウマチは高γグロブリン血症でパンヌスの形成が見られる．
73　全身性エリテマトーデスでは血中に抗DNA抗体，LE細胞が出現する．
74　多発性筋炎は平滑筋を広範に障害する慢性炎症性筋疾患である．
75　（結節性）多発動脈炎は弾性動脈が障害される壊死性血管炎である．
76　強皮症は結合組織の病変で，弾性線維の肥厚・増加が特徴である．
77　ベーチェット病では皮膚針反応が陽性となる．
78　リウマチ熱は成人の自己免疫疾患である．
79　Ⅰ型アレルギーは遅延型，Ⅳ型アレルギーは即時型と呼ばれる．
80　肥満細胞は表面のIgEとアレルゲンが結合するとヒスタミンを分泌する．
81　Ⅱ型アレルギーはアナフィラキシー型ともいわれる．
82　Ⅱ型アレルギーに関わる抗体はIgG，Ⅲ型アレルギーに関わる抗体はIgMである．
83　Ⅱ型アレルギーは免疫複合体型，Ⅲ型アレルギーは細胞傷害型といわれる．
84　Ⅳ型アレルギーは液性免疫現象である．
85　Ⅳ型アレルギーではヒスタミン，セロトニンが分泌される．
86　Ⅳ型アレルギーはT細胞依存型ともいわれる．
87　バセドウ病はⅣ型アレルギーに分類される．
88　アトピーとは微量のアレルゲンでIgGを産生しやすい体質である．
89　アルサス現象はⅤ型アレルギーに属する反応である．

下記の問に答えよ．
＊1　滲出性炎の分類で誤っているのはどれか．
　　1）漿液性炎：マメ，胸膜炎，腹膜炎，関節炎，インフルエンザ肺炎，コレラ
　　2）線維素性炎：肺炎，虫垂炎，心外膜炎，大葉性肺炎
　　3）化膿性炎：ジフテリア，副鼻腔炎，鼻カタル，歯槽膿漏
　　4）出血性炎：劇症肝炎，カタル性鼻炎，大腸炎，発疹チフス

＊2　下記のアレルギーをⅠ型～Ⅳ型に分類せよ．
　　気管支喘息，ツベルクリン反応，アレルギー性鼻炎，花粉症，結核空洞形成，じんま疹，接触性皮膚炎，薬物アレルギー，食物アレルギー，アトピー性皮膚炎，移植拒絶反応，ペニシリンショック，不適合輸血，自己免疫性溶血性貧血，急性糸球体腎炎，血清病，Rh不適合による胎児赤芽球症，血小板減少性紫斑病，全身性エリテマトーデス，グッドパスチャー症候群，アレルギー性血管炎，無顆粒球症，橋本病，関節リウマチ，新生児溶血病，過敏性肺炎，多発動脈炎，腫瘍免疫

Ⅰ型	
Ⅱ型	
Ⅲ型	
Ⅳ型	

第9章 腫瘍

■腫瘍
細胞の自律性／無目的的の増殖
- 自律性：その個体から栄養をとり，無制限に自律的増殖を営む
- 異型性：腫瘍細胞は，構造配列が周囲の正常組織と著しく異型
- 反逆性：個体の生命維持に寄与することなく，非協調的態度を示す

良性腫瘍と悪性腫瘍

		良性腫瘍／成熟型腫瘍	悪性腫瘍／未成熟型腫瘍
増殖	増殖の形式	膨張性／拡張性／圧排性	浸潤性 ※周囲組織を破壊
	増殖の速度	徐々	速い
	周囲との境界	明瞭	不明瞭
	壊死の傾向	乏しい	著しい
生体への影響	転移	転移しない，範囲せまい	**転移しやすく，範囲広い**
	再発	少ない	多い
	組織破壊	少ない	高度
	脈管内侵入	ない	多い
	全身への影響	少ない	著明
	悪液質	ない	**起こす**
	予後	よい	悪い
腫瘍細胞	被膜	存在	欠如
	分化度	成熟型，分化	未成熟型，**未分化**
	異型性	弱い	強い
	核分裂像	少ない	多い

腫瘍の形態的特長

外形 ※腫瘍：ある大きさを持った塊／結節

球状の結節状	肺，肝，脳などの深部の実質臓器
いぼ状，きのこ状，乳頭状	皮膚や臓器表面の粘膜
ポリープ：きのこの笠の部分が球状 ※多くは良性	胃腸の粘膜によくみられる
嚢腫，嚢胞：袋状	卵巣嚢腫

色調：白～灰白色がほとんど

黒・メラニン	黒色腫
黄・脂肪細胞	脂肪腫
赤	血管腫

褐色・類脂質	褐色細胞腫／副腎髄質細胞の腫瘍
黄褐色・糖原，脂質	腎(細胞)癌

硬さ
- 骨腫や軟骨腫は硬く，脂肪腫や粘液腫は軟らかい
- 癌腫は肉腫に比して間質が多く，一般的に肉腫より硬い

上皮性腫瘍	髄様癌	軟らかい	細胞実質が多い
	硬(性)癌／スキルス	硬く，収縮性	細胞間質が多い

方向

粘膜癌・皮膚癌 ─ 外方増殖：表面から突出する
　　　　　　　└ 内方増殖：内部へもぐりこむ

※ ┬ 腫瘍を作らない腫瘍増殖：白血病
　 │　※白血病から実質臓器へ転移したものは集まって小結節をつくる．
　 └ 腫瘍の二次変化：(悪性)腫瘍細胞が浮腫，変性，壊死，出血→色調，形状，硬さが変化

腫瘍細胞

腫瘍細胞は発生母地の正常細胞に形態的，機能的に類似しているが，異型性を有する

※(核)異型進行：良性→悪性

異型性 核異型 ※増殖の盛んな腫瘍細胞	(細胞)極性／方向性	細胞の形や組織内における，他の細胞や構造との位置関係の非対称性などによって定義することのできる細胞の方向性	欠如または不完全
		細胞や核が大小不同	
		核細胞質比N／C比*の増大	
		ＤＮＡ増加による核の濃染／過染性，好塩基性の増加	
		核小体の顕著化と増加	
		多数の核分裂像や異常分裂像	
		クロマチン／染色質の分布の増大・不規則化	

＊核細胞質比N／C比：核が細胞質のなかで占める割合で，一般に悪性腫瘍では核が腫大するのでN／C比は大きい．変性膨化した細胞では核が腫大するが細胞質も腫大するのでN／C比は大きくない

染色体	異倍数性／異数性*	モノソミー：1対の相同染色体の一方が消失しているターナー症候群をもたらす	腫瘍ではしばしば異倍数性が認められる
		トリソミー，テトラソミー：相同染色体が3個，4個と増加 21番染色体のトリソミーはダウン症をもたらす	
	標識染色体／マーカー染色体	正常染色体から容易に識別できる形態異常を持った染色体．悪性腫瘍細胞の染色体は，正常細胞の染色体とは明らかに異なり，その腫瘍に特有の形態的特徴を示すことが少なくない．腫瘍が単一細胞系であることを示唆する．	慢性骨髄性白血病にみられるフィラデルフィア染色体 <p.73 染色体異常参照>

＊異倍数性／異数性：細胞が正常の染色体数(2n)よりも1～数本増減した染色体を持つことで，異数性が小さいときは生存可能だが異常が生じる．

腫瘍組織

腫瘍実質	腫瘍固有の細胞	
腫瘍間質	実質の間に存在する基質	┬ 毛細血管：栄養を補給する └ 結合組織：実質／細胞を支持する

上皮性腫瘍組織	蜂窩状／蜂巣構造	腫瘍実質が集合，それを間質が包囲
非上皮性腫瘍組織	蜂巣構造はみられない	腫瘍実質と間質が比較的緊密に混在

※ ┬ 上皮性良性腫瘍：乳頭腫，ポリープ，腺腫
　 ├ 上皮性悪性腫瘍：扁平上皮癌，腺癌，未分化癌
　 ├ 非上皮性良性腫瘍：線維腫，脂肪腫，血管腫，リンパ管腫，平滑筋腫，横紋筋腫，骨腫，軟骨腫，神経鞘腫，神経線維腫
　 └ 非上皮性悪性腫瘍：線維肉腫，脂肪肉腫，血管肉腫，リンパ管肉腫，平滑筋肉腫，横紋筋肉腫，骨肉腫，軟骨肉腫，悪性神経鞘腫

高分化型／成熟型	分化度が母組織に近似	異型の程度が軽い
低分化型／未成熟型／退行型	分化度が母組織と隔たっている	異型の程度が大きい

腫瘍の発生

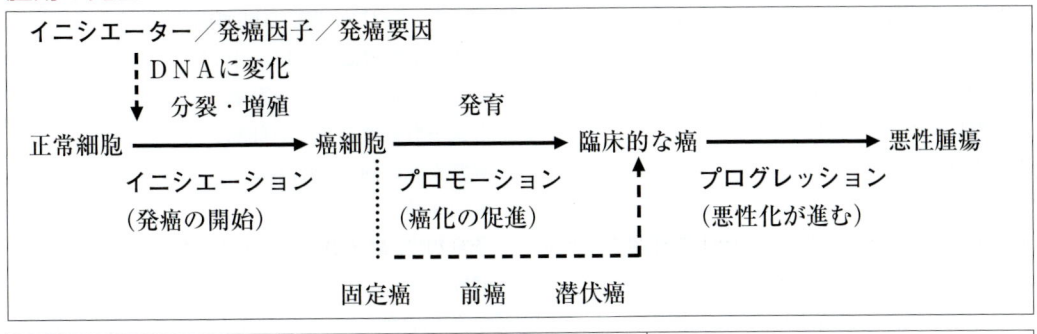

```
イニシエーター／発癌因子／発癌要因
      │ DNAに変化
      ▼   分裂・増殖          発育
正常細胞 ────────→ 癌細胞 ────────→ 臨床的な癌 ────────→ 悪性腫瘍
         イニシエーション    プロモーション       プログレッション
         （発癌の開始）     （癌化の促進）       （悪性化が進む）

                        固定癌    前癌    潜伏癌
```

前癌性病変	老人性過角化症，火傷の瘢痕，慢性胃炎（特に悪性貧血患者の萎縮性胃炎），乳腺症，肝硬変	癌ではないが癌化の可能性，または深い関係のある病変

異形成	食道・子宮頚部の扁平上皮の異形成上皮→食道癌，子宮頚（部）癌
異型増殖	胃腺腫→胃癌，大腸腺腫→大腸癌
化生	腸上皮化生した胃粘膜→胃癌
側癌変化	胃癌に先行する胃潰瘍，乳癌に先行する乳腺症，肝癌に先行する肝硬変　※B型，C型肝炎ウイルスによる肝硬変は除く

腫瘍の発生原因

イニシエーター／起癌要因	正常細胞を腫瘍細胞に変異させる因子
プロモーター／育癌要因	それ自体は発癌を誘起しないが，発癌効果を有する／イニシエーションを受けた細胞の増殖を促進

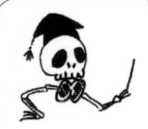

> **ミニミニレクチャー**
> - 発癌理論・2段階説：遺伝子傷害性をもつ発癌物質／イニシエーターとその作用を増強する物質／プロモーターにより発癌が促進される．
> - 発癌理論・多段階(発癌)説：発癌にはいくつかの遺伝子の突然変異が加わり，多くの段階を経る．

物理的発癌因子

放射線	慢性骨髄性白血病，甲状腺癌，肺癌，乳癌，胃癌，多発性骨髄腫，皮膚癌
	例 レントゲン技師→皮膚癌・白血病，ラジウム（α線）→骨肉腫，トロトラスト（α線）→肝癌
紫外線，火傷の瘢痕	皮膚癌
虫歯	舌癌
パイプ使用者	口唇癌

※物理的，化学的発癌物質の特徴は**蓄積効果**．刺激総量が閾値を超えた時発病する／**加算効果**．しかしこれを受ける個体の側の**感受性／耐容能**によって閾値は異なる

化学的発癌因子

コールタール中のベンツピレン，ヒ素	皮膚癌
アニリン誘導体	膀胱癌
ニトロ化合物	胃癌
脂肪族化合物	肝癌，膀胱癌
アスベスト	**肺癌**
ベンゼン	**白血病**
PCB，アフラトキシン	**肝癌**

第9章　腫瘍

腫瘍

生物学的発癌因子／ウイルス（，細菌）

ＤＮＡ型ヘルペスウイルス／EBウイルス*1	バーキット・リンパ腫，鼻咽頭癌
ヒトのC型レトロウイルスHTLV	成人T細胞白血病ATL／HTL
B型肝炎ウイルスHBV	肝炎→肝硬変を経て→肝癌
C型肝炎ウイルスHCV	肝炎→肝硬変を経て→肝癌
乳頭腫ウイルス	尋常性乳頭腫，子宮頸癌
アデノウイルス	網膜芽腫
ヒトパピローマウイルス*2／ヒト乳頭腫ウイルス	子宮頸癌，陰茎癌
ヘリコバクターピロリ菌*3	胃癌

*1 EBウイルスEpstein-Barr virus：バーキット・リンパ腫，上咽頭がん，一部の胃がん，エイズ患者に発症する日和見Bリンパ腫の発症に関与している．
*2 ヒトパピローマウイルス＜p.65 子宮癌 参照＞
*3 ヘリコバクターピロリ菌：胃炎を誘発するグラム陰性桿菌で，胃癌の発生を促進する．

年齢的素因：高年者の癌は若年者に比べ良性，増殖速度遅く転移は少ない．

大人	腫瘍の90％は癌	消化器，呼吸器に多い
小児	腫瘍の90％は肉腫	造血器，神経系に多い

性的素因：♂男1.5：1女♀で男の方がかかりやすい．

食道癌，喉頭癌，肺癌	男性に多い
甲状腺癌	女性に多い

臓器的素因

消化器の癌	胃癌，大腸癌多い	小腸癌少ない
筋腫	子宮筋腫多い	心筋腫少ない

人種的素因

日本人	胃癌多い		アメリカ人	膀胱癌多い
西洋人	肺癌，乳癌多い		黒人	食道癌多い

遺伝的素因＜p.73 常染色体優性遺伝 参照＞

神経線維腫症／（フォン）レックリングハウゼン病	常染色体優性遺伝
家族性大腸腺腫症／家族性大腸ポリポーシス：大腸癌を合併	常染色体優性遺伝
色素性乾皮症：紫外線にあたると皮膚癌	常染色体劣性遺伝

※他：遺伝性網膜芽細胞腫，ウィルムス腫瘍，多発性内分泌腺腫症

染色体異常

ダウン症候群，ターナー症候群	（先天性）白血病：出生後4週までに発症

内分泌異常

女性ホルモン／エストロゲン	子宮内膜癌，乳癌発生
男性ホルモン／アンドロゲン	前立腺癌増殖助長

免疫異常

エイズ患者…免疫力の低下	カポジ肉腫，悪性リンパ腫
自己免疫疾患	癌，肉腫，悪性リンパ腫，白血病

（癌増殖の）プロモーター

フェノバルビタール	肝癌		クロトン油	マウスの皮膚癌
サッカリン	膀胱癌		米食と食塩	胃癌
タバコ	肺癌		胆汁酸	大腸癌

腫瘍の増殖と進展

TNM分類…UICC国際対癌連合

※T：Tumor原発腫瘍の大きさ，N：Node所属リンパ節への転移の有無，M：Metastasis遠隔臓器への転移

病期Ⅰ	原発部位に限局した癌で転移のないもの
病期Ⅱ	原発臓器内ないしは周辺部に拡大しているが転移のないもの
病期Ⅲ	所属リンパ節転移はあるが遠隔転移のないもの
病期Ⅳ	遠隔転移のあるもの

※病期Ⅰ，Ⅱは比較的予後が良く，病期Ⅲ，ⅣことにⅣは予後不良である．

早期癌：TNM分類Ⅰ期	胃癌，大腸癌：粘膜内癌；浸潤が粘膜下層までにとどまる
	乳癌：非浸潤癌；導管内の増殖で間質へ浸潤していない
↓	食道癌，前立腺癌：上皮内癌
進行癌：早期がんの時期を越えた癌で周囲の組織にまで浸潤，リンパ節への転移が予測される
↓	胃癌，大腸癌では固有筋層／漿膜に浸潤
末期癌：患者の死が間近に迫った癌；遠隔部へ転移し，全身が悪液質

※潜在癌：生前には見つからず，死後発見される　例 甲状腺癌，前立腺癌

　　TypeⅠ 隆起型　　　　　TypeⅡ　　　　　TypeⅢ 陥凹型

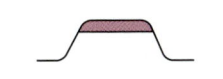

Ⅱa 表面隆起型
Ⅱb 表面平坦型
Ⅱc 表面陥凹型

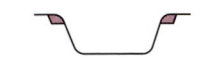

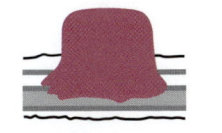

図9−1　早期胃癌の肉眼分類

1型：腫瘤型／隆起型	2型：潰瘍限局型	3型：潰瘍浸潤型	4型：びまん浸潤型
孤立限局性／隆起性病変　病変は粘膜内にとどまる	著明な壁状の周堤を形成しⅠ型の中心部に潰瘍化がみられる　病変が粘膜筋板に侵入	Ⅱ型の周辺部に非限局性の浸潤がみられる　病変が筋層にまで侵入	びまん性の病変が中心で病変はリンパ管，血管内に入りこむ

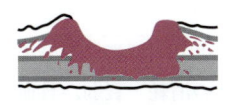

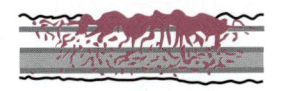

図9−2　（ボールマンの）進行胃癌の肉眼分類

- **不顕性癌**：転移した癌は見つかっているが原発病巣が不明
- **再発**：一旦治癒した腫瘍が5年以内に再び現れる場合．5年以後に発生した腫瘍は新しい腫瘍とみなす

転移

- 転移を受けやすい臓器：肺，肝，副腎，骨髄
- 転移を受けにくい臓器：心，筋，脾

血行性転移

胃癌，結腸癌，大腸癌など門脈領域の癌→	肝臓へ転移
上・下大静脈領域の癌→肺，腎癌→肺，肝癌→	肺へ転移
肺癌→	脳へ転移

リンパ行性転移

胃癌／腹腔内悪性腫瘍→	傍胃リンパ節→**ウィルヒョウリンパ節／左鎖骨上リンパ節**へ転移
肺癌→	肺門リンパ節へ転移
舌癌，甲状腺癌→	頚部リンパ節へ転移
外陰部の癌，下肢の癌→	鼠径リンパ節へ転移
乳癌→	**腋窩リンパ節**→鎖骨下リンパ節，左鎖骨上リンパ節 ※胸管からの逆流浸潤による転移

播種性転移：腫瘍細胞が体腔内に落ちこぼれ，胸腔内，腹腔内に撒布される．

癌性胸膜炎， 癌性腹膜炎	肺や腹腔内臓器（胃癌が多い）の癌が漿膜を破り→癌細胞が体腔（胸腔，腹腔）内に遊離，漿膜に付着して増殖し転移巣を形成
クルーケンベルグ腫瘍	胃癌など消化器癌が卵巣に播種性に転移
シュニッツラー転移	腹腔臓器の原発癌が腹腔内，腹膜に播種→**ダグラス窩／直腸子宮窩**に転移

腫瘍が生体局所へ及ぼす影響

臓器圧迫	脳腫瘍→脳圧亢進→脳皮質や視神経の萎縮
管腔圧迫	消化管，胆管，気道，尿路，血管が圧迫される
管腔閉塞	食道の癌→嚥下障害，腸管の癌→イレウス，気管支の癌→無気肺／肺拡張不全，胆道の癌→閉塞性黄疸
組織破壊による 機能喪失	膵臓癌→閉塞生黄疸，肝癌→肝不全，脳転移→脳浮腫 骨転移→病的骨折，骨髄破壊→貧血，骨質破壊→高カルシウム血症
出血	大腸癌による下血→貧血
細菌感染	肝癌→肝膿瘍，肺癌→肺炎
疼痛	癌細胞が神経に浸潤

腫瘍が全身へ及ぼす影響

悪液質	悪性腫瘍により（腫瘍から分泌される毒性物質などが関わり）栄養奪取，体重減少，全身の消耗・衰弱，貧血	
発熱	脳腫瘍が体温調節中枢を圧迫	
	壊死物質が発熱中枢を刺激	
免疫異常→感染	一般に全身の免疫が抑制され日和見感染をきたす	

ホルモン産生腫 瘍／機能性腫瘍	内分泌臓器に発生した腫瘍で，その腺のホルモンを分泌する 高濃度のためホルモン作用が強い	
	下垂体腺腫	成長ホルモン→末端肥大症，巨人症 ACTH→クッシング病
	副腎皮質腺腫	アルドステロン→コン症候群，高血圧
	副腎髄質腫瘍・褐色細胞腫	カテコールアミン→高血圧
	膵臓ランゲルハンス島・インスリノーマ	インスリン→低血糖
	上皮小体腫瘍	パラソルモン→高カルシウム血症
異所性ホルモン 産生腫瘍	内分泌腺以外の組織から発生した腫瘍でホルモンを分泌する能力がある	
	肺・小細胞癌	ACTH，ADH，パラソルモン，ゴナドトロピン
	胃癌	ADH，パラソルモン
	肝癌	ゴナドトロピン
	腎癌	エリスロポエチン

腫瘍の診断

画像診断法	内視鏡，X線，透視，超音波／エコー，コンピューター断層撮影／CTスキャン，磁気共鳴映像法／MRI
組織診断	生検，試験切除，細胞診
腫瘍マーカー	癌細胞および周辺の組織反応の結果として出現する微量物質で，それを固定検出することが癌の存在，種類，進行度などを知る上で目印となる

腫瘍マーカー／癌(細胞)マーカー／悪性腫瘍特異物質

αフェトプロテインAFP	肝癌，胆道系癌，膵癌で60％以上陽性
癌胎児性抗原／癌胎児性蛋白CEA	大腸癌，膵癌，肺癌，胃癌などで陽性率が高い
Ca19-9／糖鎖抗原19-9	膵癌では陽性率80％，胆嚢癌，胆管癌
ヒト絨毛性ゴナドトロピンhCG	絨毛癌／卵巣・精巣の腫瘍

腫瘍に及ぼす宿主の影響／宿主側の抵抗

免疫力	腫瘍の発生や成長を抑制	臓器移植→免疫抑制剤→悪性リンパ腫
ホルモン	ホルモン依存性腫瘍 ┌乳癌はエストロゲン ┐の存在下でよく増殖する └前立腺癌はアンドロゲン ┘	
栄養状態	実験的に高栄養価で飼育された動物は低栄養価で飼育された動物より発癌率が高い ※過食は発癌率を高める	

予後因子

悪性腫瘍の治療成績は，手術後5年ないし10年後における生存率や，手術後再発までの期間などで評価される	腫瘍の原発臓器，進展度，組織型，脈管への侵襲の有無などが治療成績に影響を与える

発癌に関わる（予防のための）因子

肺癌	喫煙
大腸癌，乳癌	脂肪摂取
胃癌	焼魚
皮膚癌	紫外線

治療

外科的摘除
放射線療法
抗癌剤などの化学療法
免疫促進療法

癌（腫）と肉腫の比較

	癌(腫)／悪性上皮性腫瘍	肉腫／悪性非上皮性腫瘍
年齢	中高年者に多発	若年者に多い
転移路	リンパ行性が多い	血行性が多い
成長	はやい	よりはやい
硬さ	一般に硬い	比較的柔らかい
頻度	高	低
蜂窩構造	あり	なし
発生	外胚葉，内胚葉	中胚葉

腫瘍の分類

4つの大きな系列による分類

- 上皮性腫瘍：皮膚，呼吸器，消化器，泌尿器などの粘膜上皮，腺管上皮などの腫瘍
- 非上皮性腫瘍：結合織，骨，軟骨，脂肪，筋肉などの腫瘍
- 造血リンパ組織腫瘍：骨髄性白血病，悪性リンパ腫
- 神経性腫瘍：悪性褐色細胞腫，悪性メラノーマ，パラガングリオーマ

※造血リンパ組織腫瘍や神経性腫瘍も非上皮性腫瘍であるが，その特殊性を考慮して特別扱いにしてある

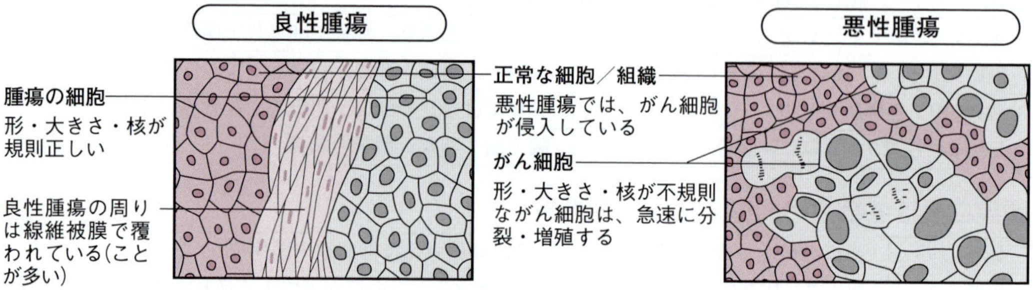

良性腫瘍

- 腫瘍の細胞—形・大きさ・核が規則正しい
- 良性腫瘍の周りは線維被膜で覆われている(ことが多い)

悪性腫瘍

- 正常な細胞／組織—悪性腫瘍では、がん細胞が侵入している
- がん細胞—形・大きさ・核が不規則ながん細胞は、急速に分裂・増殖する

図9-3　腫瘍

腫瘍の分類

分類	母地組織	良性腫瘍	悪性腫瘍
上皮性腫瘍	扁平上皮	扁平上皮性乳頭腫 ※口腔，咽頭	扁平上皮癌 基底細胞癌 未分化癌
	移行上皮	移行上皮性乳頭腫 ※膀胱，腎盂	移行上皮癌 扁平上皮癌 腺癌 未分化癌
	腺上皮 円柱上皮 立方上皮	腺腫 線維腺腫 ※大腸，胃，甲状腺，卵巣，腎臓	腺癌 扁平上皮癌 カルチノイド 未分化癌
非上皮性腫瘍	結合組織	線維腫	線維肉腫
	軟骨組織	軟骨腫	軟骨肉腫
	骨組織	破骨腫	骨肉腫 ユーイング肉腫
	脂肪組織	脂肪腫／褐色脂肪腫	脂肪肉腫
	平滑筋組織	平滑筋腫	平滑筋肉腫
	横紋筋組織	横紋筋腫	横紋筋肉腫 ・分化型 ・未分化型
	血管組織	血管腫 グロームス腫	血管肉腫 悪性グロームス腫瘍
	リンパ管組織	リンパ管腫	リンパ管肉腫
	関節嚢組織	関節嚢腫	悪性関節嚢腫
	漿膜組織	良性中皮腫	悪性中皮腫
	未分化間葉	脊索腫	悪性脊索腫

造血・リンパ組織腫瘍	骨髄組織	真性赤血病	骨髄性白血病
	リンパ球組織	リンパ腫	悪性リンパ腫 ・ホジキン病 ※リードステルンベルグ巨細胞 ・リンパ肉腫 ・リンパ芽腫
	胸腺組織	胸腺腫	悪性胸腺腫

神経性腫瘍	中枢神経組織	脈絡膜乳頭腫 星状膠細胞腫 乏突起膠細胞腫	神経芽細胞腫 脈絡膜癌 神経膠肉腫／多形細胞性膠芽腫
	末梢神経組織 神経鞘	神経鞘腫／シュワン細胞腫 神経線維腫	悪性神経鞘腫
	パラガングリオン 交感神経 脳脊髄膜 メラニン細胞 網膜 嗅神経	パラガングリオーマ 髄膜腫 メラニン細胞性黒斑	悪性パラガングリオーマ 悪性褐色細胞腫 悪性髄膜腫 悪性黒色腫／メラノーマ 網膜芽細胞腫 嗅芽細胞腫

混合腫瘍：細胞の成熟度により良性と悪性に分ける

間葉性混合腫瘍	線維脂肪腫, 脂肪粘液腫	2種以上の非上皮性組織で構成
類臓器性混合腫瘍	腎芽腫／ウィルムス腫瘍	上皮性組織と非上皮性組織で構成
奇形腫	卵巣, 精巣, 縦隔, 松果体の腫瘍	内・中・外の3胚葉に由来する組織で構成

癌の組織学的な特徴からの分類／発生母地の上皮の種類により分類

		発生母地
扁平上皮癌[*1]	未分化細胞に異常→ 　　　　　　扁平上皮癌	皮膚, 口腔, 舌, 咽頭, 喉頭, 食道, 肛門, 副鼻腔, 気管, 気管支, 尿路, 子宮頸部, 膣, 陰茎
	扁平上皮化生 例 慢性気管支炎→扁平上皮癌	肺, 胆嚢, 胆管, 膵管 ※扁平上皮が生理的には存在しない
腺癌[*2]	腺組織から発生	胃, 大腸, 膵, 胆のう, 気管支, 腎, 肺, 甲状腺, 前立腺, 子宮体部, 乳腺, 内分泌腺
	※**カルチノイド**：胃・腸, 気管支・肺粘膜などの腺管の内分泌細胞が腫瘍化した悪性度の低い腫瘍. 発育は浸潤性. 時に肝転移するが, 遠隔転移はごくまれ. ヒスタミンやセロトニンなどを産生し, セロトニン過剰による皮膚紅潮, 腹痛, 下痢をきたすカルチノイド症候群を呈することがある	
移行上皮癌／ 尿路上皮癌	尿路の移行上皮が癌化	腎盂, 尿管, 膀胱　※まれに卵巣など移行上皮の存在しない部位から発生することもある
未分化癌[*3]	細胞起源が判然としない	**肺・小細胞癌**[*4], **甲状腺・巨細胞癌**[*5]

第9章　腫瘍

腫瘍

*1 **扁平上皮癌**／類表皮癌：皮膚や(扁平上皮よりなる)粘膜から発生する癌で，組織学的特色は扁平上皮細胞の分化形質である角化が癌細胞巣に同心円渦巻き構造を作ったもので癌真珠／角化真珠と呼ばれる．
  - **上皮内癌**／非浸潤癌：癌の増殖と進展が上皮内にとどまり，基底膜を越えていない
  - **基底細胞癌**／基底細胞腫：基底細胞の癌化したもので，良性の経過をとる

*2 **腺癌**：単層円柱上皮を基本とする腺管・腺腔形成，及び粘液産生能を基本的指標とする．
  - 高分化(型)腺癌：構造異型，細胞異型とも軽度で発生母地の形態に類似した腺管・腺腔形成を示す．
  - 中分化(型)腺癌：高分化と低分化の中間で異型性が中間的．
  - 低分化(型)腺癌：粘液産生性が認められるが腺腔形成性はほとんどみられない．※分化度の低い群
  - **粘液(性腺)癌**／膠様腺癌：腺癌の1形態で，細胞が著明な粘液分泌能を持ち，癌細胞が粘液内に浮遊しているようにみえる．　例　胃癌，大腸癌，乳癌，卵巣癌，膵癌など
  - **印環細胞(腺)癌**：印環型の腫瘍細胞が主体をなす腺癌　例　胃癌が有名(胃の硬性癌は進行した印環細胞癌)，他に胆，膵，大腸の癌など．

*3 **未分化癌**／退形成癌／単純癌：分化度が極めて低く，細胞異型性が強く，発育速度が速く，転移を起こしやすい，予後不良悪性度が高いものが多い．

*4 **小細胞癌**：未分化癌の一種で悪性度が最も高い．リンパ球に似た小円形／紡錘形の細胞．しばしば副腎皮質刺激ホルモンなどを産生分泌する．肺に発生するものが最も多い．
  - **大細胞癌**：腫瘍細胞の核，細胞質ともに大きく，異型性が高度な未分化癌の一種．低分化腺癌に多い．狭義には肺癌の組織型の1つ．

*5 **巨細胞癌**：巨大な細胞を一定の割合で含む未分化癌の一型．肺癌(大細胞癌の亜型)，膵・甲状腺などの癌にみられる．悪性度が高く，早期にリンパ行性転移，血行性転移を起こす

胃癌

成因は不明 危険因子 　食生活：ニトロソアミン 　　萎縮性胃炎 　ヘリコバクター・ピロリ感染 転移形式 　リンパ行性：ウィルヒョウ／左 　　　鎖骨上リンパ節 　血行・腹膜播種性転移： 　　　クルーケンベルグ， 　　　シュニッツラー	組織学的分類 ①乳頭状腺癌 ②管状腺癌 ③(腺腔形成の乏しい)低分化型腺癌 ④(粘液貯留の著明な)印環細胞癌 ⑤(細胞外に結節状の粘液貯留を示す)粘液癌 <p.59 早期胃癌の肉眼分類，進行胃癌の肉眼分類　参照>	早期には症状が現れない．進行すると心窩部痛，膨満感，悪心，嘔吐，食欲不振，胸やけ，げっぷなど	診断はX線二重造影法，内視鏡検査，生検など．治療は手術療法が主．リンパ節郭清．最近，内視鏡的治療が行われる場合もある．化学療法，免疫療法を併用，または単独に行われる

※**スキルス胃癌**／胃癌取扱い規約肉眼分類4型／ボールマン4型：びまん性浸潤のため肉眼的境界が不明瞭で，ときに胃全体にわたる胃癌を指す．若年者や女性の胃癌で頻度が高く，全胃癌の約10%程度．リンパ節転移の頻度が高く，切除が困難なため，予後不良

肺癌

原因：大気汚染，喫煙 転移形式：血行性・リンパ行性転移と隣接性進展	組織学的分類：**扁平上皮癌**40%，**腺癌**40%，**小細胞癌**，**大細胞癌**，腺扁平上皮癌	咳嗽，痰，胸痛，発熱，呼吸困難など	小細胞癌は化学療法，非小細胞癌は外科的治療

※特に小細胞癌はリンパ行性に肺門，縦隔へ，血行性に全身へ転移をしやすい

大腸癌

ポリープ／隆起型腺腫からの発生が多いが，最近では陥凹性腺腫からの発生が増加	組織学的分類：ほとんどが**腺癌**(高分化腺癌，中分化腺癌，低分化腺癌)，粘液癌，印環細胞癌，扁平上皮癌，腺扁平上皮癌	血便，便通異常が多いが，進行癌では貧血，腹部腫瘤，腸閉塞がみられる	早期発見には**便潜血反応**が有効 手術が唯一の治療法

※動物性脂肪摂取量の増加と食物線維摂取量の減少により近年増加傾向にある

肝癌

B型・C型（原発性肝癌の80％）肝炎ウイルスから進行した肝硬変（あるいは慢性肝炎）を発生母地とすることが多い 消化器癌の門脈血行性での肝転移が多い	原発性肝癌：肝細胞癌／ヘパトーム，肝内胆管癌／胆管細胞癌，肝嚢胞性腺腫，肝細胞癌・肝内胆管癌の混合型，未分化癌，肝芽腫の上皮性腫瘍 肝転移率の高い原発臓器：門脈領域；膵臓・胆道系・胃・大腸，非門脈領域；乳腺・卵巣・肺・腎尿路系	慢性肝炎，肝硬変の症状を伴うことが多い	血清腫瘍マーカー：αフェトプロテイン／胎児性蛋白

※ ─ 原発性肝癌：肝内の細胞を起源として発生する悪性腫瘍
　└ 転移性肝癌：肝臓以外の臓器原発の悪性腫瘍から癌細胞が血管壁に浸潤→血管内へ遊離し，門脈，肝動脈を経て肝臓に着床・増殖したもの

前立腺癌

潜在性癌：死後剖検によって発見される 偶発癌：他の疾患で摘出された前立腺組織に癌細胞が見つかる	95％以上が腺癌	初期には無症状，進行すると排尿困難，頻尿，夜間頻尿，残尿感，血尿，排尿痛	直腸診による指診で腫瘤を触知

腎癌

近位尿細管細胞から発生 肺，肝，骨へ血行性転移	腎細胞癌／グラウィッツ腫瘍と腎盂癌がほとんどで，約90％は腎細胞癌	三大主症状：血尿，腎部腫瘤，腎部疼痛 他に発熱，全身倦怠感，体重減少，肝機能異常	標準的治療は外科的治療

※小児はほとんどが腎芽腫／ウィルムス腫瘍で，腎細胞癌や腎盂癌はまずみられない．成人の腎芽腫はきわめて稀である

子宮癌

ヒトパピローマウイルス*の関与が示唆されている 進行すると腟壁，膀胱，直腸へ直接浸潤	ほとんどが子宮頸（部）癌で扁平上皮癌，子宮体（部）癌は子宮内膜に生じる腺癌	初期は無症状のことが多く，進行すると接触出血を訴える

*ヒトパピローマウイルス／ヒト乳頭腫ウイルス：宿主域がきわめて狭くヒトの上皮細胞の核内でのみ増殖が可能．ヒトに接触感染を繰り返し，腫瘍を誘発する．子宮頸癌の90％で検出される

乳癌

発生にはホルモンが関与 授乳は乳癌発生を抑制	♀乳腺腫瘤 20代：線維腺腫 20代〜40代：乳腺症 **40代以降：乳癌**	初発症状の80％以上はしこりの触知で，疼痛は10％くらいに認められる．**えくぼ徴候***，皮膚陥凹や引きつれ，膨隆，乳頭が病巣方向を向く	♂ごくまれに発症

*えくぼ徴候：乳癌患者が体位変換したり，腫瘍周囲の皮膚をつまんで歪みを作ると，中央が陥凹してえくぼ状をなす

トライTry 練習問題（第9章）

正には○，誤には×をつけよ（×は誤りを訂正してください）．

1. 腫瘍細胞は他律性に増殖を続ける．
2. 褐色細胞腫はメラニン色素を産生する．
3. 副腎髄質細胞の腫瘍は脂質を含み黄褐色を呈する．
4. 上皮性悪性腫瘍を癌，非上皮性悪性腫瘍を肉腫という．
5. 上皮性腫瘍で細胞間質が多いと軟らかく髄様癌といわれる．
6. スキルスは硬（性）癌のことで細胞実質が多い．
7. 肉腫は癌腫に比して間質が多く，一般的に癌腫より硬い．
8. 上皮性腫瘍は腫瘍実質と間質が混じり合っている．
9. 非上皮性腫瘍組織は腫瘍実質を間質が囲んでいる．
10. 悪性腫瘍細胞は細胞核が細胞質のなかで占める割合が小さい．
11. 増殖の盛んな腫瘍細胞はDNA増加による核の過染性が見られる．
12. 悪性腫瘍細胞では核分裂像が見られない．
13. 一般に腫瘍細胞の核は光顕的に好酸性が弱くなり好塩基性が強い．
14. 異型の程度が軽いと分化度が母組織に近似していて低分化型といわれる．
15. 慢性骨髄性白血病ではフィラデルフィア染色体がみられる．
16. αフェトプロテインは腎癌で産生される．
17. 癌胎児性抗原は食道癌，舌癌などで陽性率が高い．
18. Ca19-9は大腸癌では陽性率は80％と高い．
19. ヒト絨毛性ゴナドトロピンは子宮癌の腫瘍マーカーである．
20. 腫瘍組織では極性が不完全または欠如する．
21. 発癌因子をイニシエーター，発癌の開始をイニシエーションという．
22. 癌化を促進する因子をプロモーターという．
23. 腫瘍の悪性度が高くなっていく段階をプログレッションという．
24. 胃や大腸の腺腫は癌化しない．
25. 胃粘膜の腸上皮化生は前癌性病変として認められている．
26. 胃癌は良性の胃潰瘍からも発生しやすい．
27. 食道，子宮頸部の異形成上皮からは食道癌，子宮頸部癌が発生しやすい．
28. 大腸腺腫は大腸癌の前癌性病変とはならない．
29. 腫瘍のTNM分類では原発臓器内ないしは周辺部に拡大しているが転移のないものを病期Ⅲという．
30. 腫瘍のTNM分類では遠隔転移のあるものを病期Ⅴという．
31. 腫瘍のTNM分類の病期Ⅱ，Ⅲは予後不良である．
32. 乳癌は増殖が間質へ浸潤しない非浸潤癌である．
33. 胃癌で発見から6カ月以上経過したものは進行癌である．
34. 早期胃癌の肉眼分類でⅡa型とは隆起型である．
35. 早期胃癌の肉眼分類でⅡb型とは表面隆起型である．
36. 早期胃癌の肉眼分類でⅡc型とは表面平坦型である．
37. 進行胃癌の限局隆起型をボールマン1型という．
38. 胃癌の病変が筋層にまで侵入するとボールマン2型という．
39. ボールマン3型ではびまん性の病変が中心となり病変がリンパ管，血管内に入りこむ．
40. 進行胃癌の浸潤潰瘍型をボールマン4型という．
41. 心，筋，脾などは癌の転移を受けやすい．
42. 胃癌はリンパ行性にウィルヒョウリンパ節へ転移する．
43. 胃癌，結腸癌などはリンパ行性に肝臓へ転移する．
44. 腎癌，肝癌は肺へ，肺癌は脳へ血行性に転移する．
45. 大腸や外陰部の癌はリンパ行性に鼠径リンパ節へ転移しやすい．
46. 乳癌の転移は肺門リンパ節が多い．
47. 肺癌や胃癌は癌性胸膜炎，癌性腹膜炎を形成する．
48. 胃癌の卵巣への播種性転移をクルーケンベルグ腫瘍という．
49. 腹腔臓器の癌が膀胱子宮窩に転移したものをシュニッツラー転移という．
50. 脳腫瘍では脳圧が亢進して血圧が高くなる．
51. 食道癌は嚥下障害を，腸管の癌はイレウスを，胆道癌は閉塞性黄疸を生じる．
52. 良性腫瘍でも栄養が奪われ悪液質となる．
53. 癌になると全身の免疫機能が低下し感染を容易に起こしやすい．
54. 脳腫瘍では末端肥大症を発生する．
55. 肺癌の小細胞癌ではクッシング症候群様症状を呈することがある．
56. インスリノーマでは低血糖を生じる．
57. 褐色細胞腫では低血圧を呈する．

58 胃癌ではADHやパラソルモンが産生されることがある．
59 ダウン症候群やターナー症候群では成人になると白血病を発症することがある．
60 チェルノブイリ原発事故後周辺の小児に腎癌が多発した．
61 広島，長崎の被爆者には食道癌が多い．
62 造影剤トロトラストにより白血病が多発した．
63 タールを用いる染料工場では膀胱癌が多発する．
64 アフラトキシンは肺癌発生で知られる．
65 バーキット・リンパ腫はHCVが原因とされる．
66 成人T細胞白血病の原因菌はリケッチアである．
67 乳癌の発生にはヒトパピローマウイルスが関与している．
68 ヘリコバクターピロリ菌は胃癌発生を促進する．
69 タバコは肺癌を，米食と食塩は胃癌をひきおこす．
70 小児には肉腫より癌が多い．
71 甲状腺癌は男性に多く，喉頭癌は女性に多い．
72 アメリカ人は胃癌が多く，黒人には膀胱癌が多い．
73 神経線維腫の1型であるレックリングハウゼン病は常染色体劣性遺伝である．
74 大腸癌を併発する家族性大腸ポリポーシスは常染色体優性遺伝である．
75 色素性乾皮症の人が赤外線にあたると皮膚癌が好発する．
76 アンドロゲンは乳癌を増殖する．
77 エイズ患者はカポジ肉腫や悪性リンパ腫にかかりやすい．
78 自己免疫疾患の患者は癌にかかりにくい．
79 家族性大腸ポリポーシスは乳頭腫が日を経て悪性化し扁平上皮癌となる．
80 癌真珠は腺癌にみられる組織学的特色である．
81 肺，胆管，膵管にも化生により生じた扁平上皮を発生母地として扁平上皮癌が発生することがある．
82 胃の髄様癌を呈するのは進行した印環細胞癌である．
83 カルチノイドではヒスタミンやセロトニンが産生される．
84 未分化癌は悪性度が低いものが多い．
85 小細胞癌は腺癌の一種で悪性度が最も高い．
86 巨細胞癌は悪性度が高いが転移することはない．
87 胃の印環細胞癌では癌細胞外に著明な粘液貯留が見られる．
88 若年者や女性の胃癌で頻度が高いスキルス胃癌はボールマン3型に属す．
89 肺の小細胞癌はリンパ行性に肺門，縦隔へ，血行性に全身へ転移をしやすい．
90 直腸の大腸癌は少ない．
91 肝癌はA型肝炎から進行した肝硬変を発生母地とすることが多い．
92 腎癌は肺，肝，骨へ血行性に転移する．
93 グロームス腫瘍は悪性腫瘍である．
94 子宮癌のほとんどは子宮体部癌である．
95 疼痛は乳癌の初発症状として80％以上に認められる．
96 前立腺癌は腺癌が少ない．

下記の問に答えよ．
*1 悪性腫瘍の良性腫瘍との違いを項目ごとにあげよ．
　　1) 増殖形式
　　2) 増殖速度
　　3) 周囲との境界
　　4) 壊死の傾向
　　5) 転移
　　6) 再発
　　7) 組織破壊
　　8) 脈管内侵入
　　9) 全身への影響
　　10) 生体への影響・悪液質
　　11) 予後
　　12) 腫瘍細胞の被膜
　　13) 腫瘍細胞の分化度
　　14) 腫瘍細胞の異型性
　　15) 腫瘍細胞の核分裂像

*2 癌と肉腫との違いを項目ごとにあげよ．

	癌	肉腫
年齢		
転移路		
成長		
硬さ		
蜂窩構造		
発生		

*3 上皮性良性腫瘍はどれか．
　　線維腫，乳頭腫，脂肪腫，リンパ管腫，横紋筋腫，ポリープ，骨腫，神経鞘腫，腺腫

*4 上皮性悪性腫瘍はどれか．
　　平滑筋肉腫，扁平上皮癌，軟骨肉腫，未分化癌，血管肉腫，悪性神経鞘腫

第10章 先天性異常

■先天性異常
出生時にみられる生理機能的異常および形態的異常
※形態的異常を奇形という

```
┌ (先天性) 代謝異常 ┬ アミノ酸代謝異常症
│                  ├ 糖原病
│                  └ 脂質蓄積症
│                     ※ホルモンによる物質代謝の異常，肝・腎の機能障害による続発性／二次性代謝異常
├ 奇形 ┬ 染色体異常 ┬ 常染色体異常 ┬ モノソミー
│      │            └ 性染色体異常 └ トリソミー
│      └ 環境 (など) の因子による障害
├ 遺伝性疾患 ┬ 単因子性遺伝の形式をとる疾患 ┬ 伴性劣性遺伝
│            │                              └ 常染色体優性遺伝，常染色体劣性遺伝
│            └ 多因子性遺伝の形式をとる疾患
└ 染色体異常  ※染色体異常によって起こる疾患は原則遺伝しない．
```

(先天性) 代謝異常
単一遺伝子の欠落により特定の酵素タンパクが欠損し，物質代謝が阻害され代謝異常が起きる．

(先天性) アミノ酸代謝異常症	フェニルケトン尿症[*1]，ホモシスチン尿症，メープルシロップ尿症，高チロシン血症など	アミノ酸代謝に関与する酵素異常により発症する遺伝性疾患 <p.72 常染色体劣性遺伝 参照>
糖原病／グリコーゲン蓄積病	肝細胞，筋細胞，腎の尿細管などが侵される	グリコーゲン代謝系酵素欠損により細胞内にグリコーゲンが蓄積する
脂質蓄積症／リピドーシス	ゴーシェ病[*2]，ニーマン・ピック病[*3]など	脂質蓄積異常をもたらす細胞脂質代謝障害

[*1] フェニルケトン尿症：常染色体劣性の遺伝性疾患．精神発達の遅れが出現し，皮膚および毛髪の色素の減少がみられる．
[*2] ゴーシェ病／グルコシルセラミドーシス：肝脾腫をみる．
[*3] ニーマン・ピック病／スフィンゴミエリン蓄積症：常染色体劣性の遺伝性脂質代謝異常症で，乳児期早期より哺乳困難，著明な肝脾腫，進行性の運動失調，錐体路症状などを認め，3歳頃までに死亡することが多い．
※ファンコーニ・ビッケル症候群／ファンコーニ型糖原病：腎性糖尿，アミノ酸尿，タンパク尿，代謝性アルドーシスなどを示し，発熱，嘔吐，成長障害，くる病，腹部膨満，肝腫大，満月様顔貌，性成熟遅延，空腹時低血糖，ケトン尿，骨折や膵炎などを合併する．

奇形
染色体異常：精子や卵子の減数分裂から受精卵の初期分割の段階での染色体の異常

※強い染色体異常を有する受精卵は分割・着床ができない：着床しても妊娠早期に流産．自然流産のほぼ50％，死産児の約5％

染色体の数の異常

モノソミー	相同染色体片方欠除	染色体数45	ターナー症候群
トリソミー	相同染色体1個余分	染色体数47	クラインフェルター症候群

染色体の構造の異常

欠失	染色体が切断されて断端が失われ染色体の一部が欠ける	猫鳴き症候群	第5染色体短腕の欠失
転座	染色体が切断し他の染色体上に付着し位置が変わる	慢性骨髄性白血病 <p.73 染色体異常 参照>	9番と22番染色体の相互転座の結果、22番染色体のサイズ縮小
逆位	1つの染色体の2カ所で切断が起こり断片が逆転して結合したもの	急性骨髄性白血病	16番染色体逆位
重複	染色体や同一遺伝子が複数個になること	シャルコー・マリー・トゥース病	遺伝子重複

常染色体異常

ダウン症候群／蒙古症	21トリソミー	短頭蓋，つり目，小指内反，猿線*，心室中隔欠損，精神発達障害，白血病の罹患率が高い
猫鳴き症候群	第5染色体短腕の欠失	精神薄弱，小頭症，心奇形，合指症，上部咽頭の発育不全により泣き声が猫の鳴き声に似ている

＊猿線：手掌中央の（1本の）しわ
※常染色体のモノソミーは存在しない．

性染色体異常

♀ターナー症候群	45XO モノソミー	二次性徴発現なし，低身長，翼状頚，大動脈峡部狭窄，短縮指，精神発達障害
♂クラインフェルター症候群	47XXY トリソミー	女性型乳房，精細管萎縮，精子無形成，尿中ゴナドトロピン増加，女性的体型，精神発達障害

環境（などの）因子による障害 <p.7 外因 参照>

ウイルス感染	風疹・先天性風疹症候群	3カ月以内に感染すると流産，奇形児（白内障，聴力障害，心臓・大血管奇形，精神薄弱）を出生
	サイトメガロウイルス・(先天性)巨細胞封入体症	妊婦が感染すると→子供に黄疸，血小板減少症，小頭症
他の生物学的因子	トキソプラズマ症	脳膜病変による脳奇形，精神障害
	梅毒スピロヘータ・早発性先天梅毒	頭蓋の奇形と鞍鼻，口囲の放射状瘢痕
放射線	妊娠中の腹部への照射	原爆の胎内被爆児：大脳の低形成による小頭症
酸素欠乏	低酸素血症，出血による貧血，妊娠初期のショックによる循環障害，全身麻酔	臓器形成の障害
薬剤や毒物	サリドマイド・アザラシ肢症	上腕骨，大腿骨の発育不全／四肢の中央の大きさが減少し手，足が躯幹に近くなる
	有機水銀・胎児性水俣病	聴力障害，脳性まひ症状，発育障害，強直性痙攣発作，知能障害
ホルモン	合成黄体ホルモン	♀胎児の生殖器が男性化／陰唇融合，陰核肥大
	コーチゾン	妊娠初期のマウスに注射→口蓋裂の仔
母親の状態	栄養障害（ビタミンA，葉酸などの過不足），年齢，糖尿病，喫煙，過度のアルコール摂取	巨大児，中枢神経障害，全身性エリテマトーデス（胎児の心房室ブロック）

第10章 先天性異常

奇形成立の時期：多数の奇形は妊娠3～10週末までの臓器が分化する胎芽期に形成される．奇形成立の臨界期と呼ばれる．

奇形の発現形式：器官の欠損，過剰，位置の異常，開裂，癒着，迷入，発育抑制（形成不全，管腔狭窄），退縮の抑制（卵円孔開存），融合の抑制 などの1つかまたはその組合せによって奇形発生

奇形の種類：日本人に多いのは口蓋裂，兎唇，先天性心奇形

二重体奇形	一卵性双生児の体の一部が癒合	シャムの双生児
	2個体が対称であれば対称性二重体，対称でないものを非対称性二重体 ※一方が発育不良だと寄生体，2卵性双生児で一方の胎児が死亡しミイラ化すると紙様胎児	
単体奇形：個体の一部が形成異常を示している奇形	部分欠損	無脳症
	数の過少または過大	合指症，多指症，副脾，副膵，二重尿管*1
	裂口／融合不全	兎唇，口蓋裂，二分脊椎，臍帯ヘルニア*2，横隔膜ヘルニア*3，単眼症，狼咽*4
	形成不全	軟骨形成不全症，関節弯曲症
	形の異常	馬蹄腎*5，アザラシ肢症，先天性巨大結腸症*6
	内腔の異常	メッケル(の)憩室*7，囊胞腎*8，頸囊胞*9，動脈管開存*10
	位置の異常	潜伏睾丸*11，内臓逆位症
	管腔の閉鎖	鎖肛，新生児胆道閉塞症，食道閉鎖
	異常な管通路の形成	食道気管瘻*12，臍瘻*13
	心，大血管の奇形 ※奇形全体の中で最も多い	心房中隔欠損，心室中隔欠損，肺動脈弁狭窄，三尖弁狭窄，ファロー四徴*14，動脈管開存，大血管転位*15
	卵巣と睾丸をあわせ持つ	半陰陽
	外性器と反対の卵巣または睾丸を持つ	仮性半陰陽

*1 二重尿管：1つの腎から尿管が2本出る．それぞれ固有の腎盂を持つ．通常症状はない．
*2 臍帯ヘルニア：腹壁中央部の閉鎖が不完全で臍周囲の腹壁欠損部を通して内臓が脱出．
*3 横隔膜ヘルニア：横隔膜が欠損し，腹腔内臓器（結腸，大網，小腸，胃）が胸腔内に脱出する疾患．胃が脱出する食道裂孔ヘルニアが多い．
*4 狼咽：唇裂と口蓋裂の合併．
*5 馬蹄腎：両腎の下極のみが融合して馬蹄／蹄鉄のような形をとる先天奇形で，融合腎の中で最も頻度が高い．
*6 先天性巨大結腸症：腸管壁内のアウエルバッハ神経叢の神経細胞が欠如しているため腸管が持続的に収縮し，内容物の通過が妨げられる．病変部より口側の結腸は二次的に拡張して巨大結腸となる．
*7 メッケル(の)憩室／臍腸管憩室：腸間膜対側にできる胎生期の卵黄腸管の遺残による腸管憩室で，回腸終末部より180cmの範囲で回盲弁から60～90cmに多くみられる．大部分は生涯無症状で経過する．
*8 囊胞腎：尿細管の結合が障害され腎実質内に大小無数の囊胞を発生し，腎はスポンジ状となり，全体として大きくなる．囊胞により腎実質は圧迫され腎不全になる．
*9 頸囊胞：胎生期に魚の鰓に相当する部の発生異常により生じ表面皮膚や咽頭と交通しない囊胞．通常，胸鎖乳突筋の近辺，耳介周囲にみられる．
*10 動脈管開存：胎生期に肺動脈と大動脈弓を結ぶ動脈管は，正常では生後1～2日で収縮して閉鎖するが，新生児期以後まで開いている場合で，圧の高い大動脈から低圧の肺動脈に連続的に左右短絡を生じ，左室の容量負荷となる．
*11 潜伏睾丸／停留精巣：精巣が陰嚢底部になく，正常の下降経路の途中に留まっている．精子形成不良，睾丸の悪性腫瘍の頻度が高いとされている．
*12 食道気管瘻：気管分岐部の高さで食道と気管が交通．飲み込んだものが気管支に入り肺炎を起こす．
*13 臍瘻：卵黄腸管が閉塞不全のため開口残存し臍と腸管が交通している．

*14 ファロー四徴：心室中隔欠損，肺動脈狭窄，大動脈騎乗，右室肥大を四徴とする心奇形．
*15 大血管転位：右室から大動脈が左室から肺動脈が起始する心奇形．

奇形の発生頻度／奇形発生率：1％前後

ダウン症候群 ※高年出産はハイリスク	20代は1/2000回の出産，40〜44は1/100，45歳以上は1/45に発生
クラインフェルター症候群	1/500，精神的欠陥者の集団では1/100
ターナー症候群	1/3000
風疹	妊娠1カ月で54.8%，2カ月で31.4%，3カ月で7.1%
サリドマイド	妊娠30日〜39日までの間に服用すると出現

遺伝性疾患

単（一）因子性遺伝#の形式をとる疾患
伴性劣性遺伝#：X染色体上の劣性遺伝子により，女性を介して男性に発症

血友病 ─第Ⅷ因子異常症を血友病A 　　　 └第Ⅸ因子異常症を血友病B ※両親が血友病の場合は女子にも発現	出血症状，関節内出血が特徴的で，いずれの関節にも出現するが膝，足，肘関節の順に頻度が高い
赤緑色盲／赤緑色弱	色覚異常の中で最も多い．♂約4.5％，♀は♂の約1/10 保因者は女子の10％ 赤，緑と灰色を区別することが困難
（伴性）無γ-グロブリン血症 <p.49　免疫不全　参照>	免疫グロブリンが著減または欠如する疾患 慢性の呼吸器疾患，特に気管支拡張症を伴うことが多い 扁桃の発達が悪く，リンパ節の腫大もない
巨大角膜	径13mm以上の角膜．染色体劣性遺伝では両眼性が多い．
デシェンヌ型（進行性）筋ジストロフィー／仮性肥大性筋ジストロフィー <p.79　進行性筋ジストロフィー症デュシェンヌ型　参照>	筋ジストロフィーの中で最も患者数が多い 男子のみに発症，女子は保因者 重症な進行性の疾患で，平均5歳以下で発症し，9歳で歩行不能，20歳頃死亡

ミニミニレクチャー

血友病や色盲はX染色体上の劣性遺伝子が原因で発症します．正常な遺伝子と異常な遺伝子を1本ずつ持つ女性では正常な優性遺伝子の性質が現れるので発症しませんが，X染色体を1本しか持たない男性はX染色体上に異常な遺伝子があると発症します．

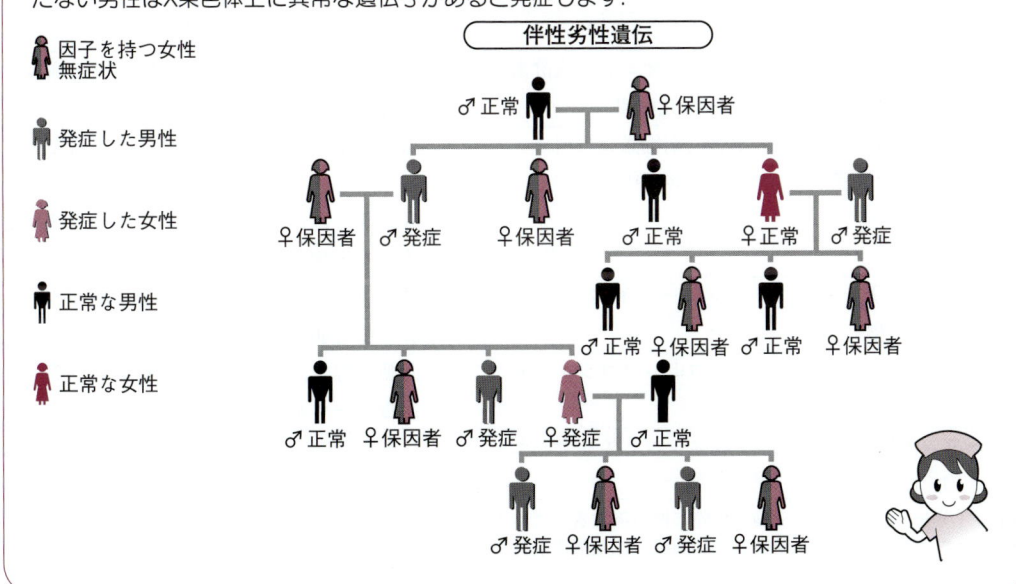

伴性劣性遺伝

凡例：
- 因子を持つ女性 無症状
- 発症した男性
- 発症した女性
- 正常な男性
- 正常な女性

家系図：
- ♂正常 ─ ♀保因者
- 子世代：♀保因者，♂発症，♀保因者，♂正常，♀正常，♂発症
- ♂正常 ♀保因者 ♂正常 ♀保因者
- ♂正常 ♀保因者 ♂発症 ♀発症 ♂正常
- ♂発症 ♀保因者 ♂発症 ♀保因者

ミニミニレクチャー

子は父と母から1そろいずつ，あわせて2そろいの遺伝子をもらいます．2本の遺伝子のうち1本だけが働いて身体の特徴が現れます．親から優性遺伝子（茶色い目）と劣性遺伝子（青い目）を受け継いだ子は茶色い目（優性遺伝子）となります．青い目（劣性遺伝子）となるには劣性遺伝子（青い目）が2本なければなりません．

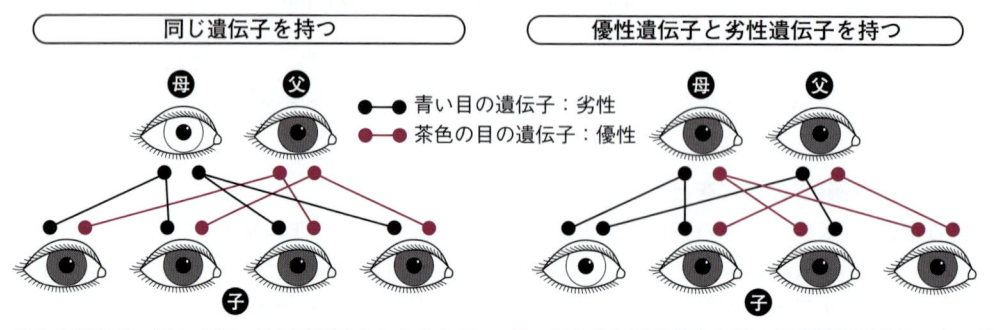

同じ遺伝子を持つ

● 青い目の遺伝子：劣性
● 茶色の目の遺伝子：優性

父から茶色の，母から青い目の遺伝子をもらうので，子は茶色の目になります

優性遺伝子と劣性遺伝子を持つ

父・母ともに同じ茶色と青い目の遺伝子を持つと，子の4人に1人は青い目，3人は茶色の目となります

常染色体劣性遺伝[#]：両親が異常遺伝子を持ち，その劣性遺伝子がホモ接合[#]の場合に現れる．
※大部分は血族結婚で両親のほとんどは正常

先天性代謝異常	欠損酵素	症状
フェニルケトン尿症 <p.68（先天性）代謝異常 参照>	フェニルアラニン水酸化酵素	赤毛，精薄，フェニルケトン尿
ガラクトース血症	ガラクトース分解酵素	知能障害，哺乳困難，肝障害，白内障
クレチン症	甲状腺ホルモン合成酵素	黄疸，便秘，全身浮腫
白皮症	チロジナーゼ	全身的な色素減少
楓糖尿症／メープルシロップ尿症	α-ケト酸脱水素酵素	生後数日からケトアシドーシス，哺乳困難，傾眠，筋緊張異常を認め，未治療だと痙攣，無呼吸，昏睡から死に至る．生存すると精神発達遅滞．
ヒスチジン尿症	ヒスチジン分解酵素	言語障害，軽い知能障害
ホモシスチン尿症	シスタチオニン合成酵素	知能障害，水晶体脱出，高身長，クモ様指
先天性副腎過形成	21-水酸化酵素	女児の男性化，男児の性早熟
ウィルソン病／肝レンズ核変性症	細胞内銅輸送膜蛋白／ATP7Bの障害	遺伝性銅代謝異常症で生体内銅蓄積を生じる 肝硬変，錐体外路症状，カイザー・フライシャー輪[*1]や腎障害など
糖原病／グリコーゲン蓄積症1a型	グルコース-6-フォスファターゼ	グリコーゲン代謝の主要な場である肝・骨格筋の細胞が障害される
ゴーシェ病 <p.68（先天性）代謝異常 参照>	グルコセレブロシダーゼ	肝腫，脾腫，グルコセレブロシド[*2]を含むゴーシェ細胞が集積
ニーマン・ピック病 <p.68（先天性）代謝異常 参照>	スフィンゴミエリナーゼ	高度の肝腫，脾腫，末梢及び骨髄中血球の異常，空胞細胞の存在

*1 カイザー・フライシャー輪：角膜周囲の銅沈着による青みがかった黒褐色調の輪
*2 グルコセレブロシド：糖脂質で細胞膜の微量構成成分

常染色体優性遺伝#：対立遺伝子#の1つに優性な異常遺伝子があれば発症する．劣性に比べ発症時期が遅く，症状も軽い．突然変異が多い．一般にヒトの優性遺伝病はヘテロ接合#で発症．

※両親の一方が罹患者だと男女差なく子の半数に現れる．

マルファン症候群	<p.74 マルファン症候群 参照>
フォンレックリングハウゼン病	多発性のカフェオレ斑／褐色色素斑と多発性の神経線維腫の合併を主症状とし，黄色腫や貧血母斑，脊柱・胸郭の変形や四肢骨の変形などを伴う
結節性硬化症／ ブルヌヴィーユ-プリングル病	葉状白斑（ナナカマドの葉に似る），精神遅滞，てんかん，顔面の血管線維腫などが主要徴候 心横紋筋腫や腎腫瘍などが合併する
家族性大腸ポリポーシス／ 家族性大腸腺腫症	大腸に発症するびまん性の腺腫で，通常ポリープの数は数百個以上で，数万個にも及ぶ症例もある 多くは大腸癌を合併する
常染色体優性遅発性近位型 筋ジストロフィー	青年期に発症することが多く下肢帯が上肢帯よりも早期に障害される

\# ┌ 単一因子性遺伝monogenic：一対の対立遺伝子のみが関与して ┐ 形質#発現
　└ 多因子性遺伝polygenic：複数の対立遺伝子が関与して ┘

┌ 形質：生物個体がもつ特性．　例　白い肌，黒い目，赤い髪など．血液型や病気の症状，観察，検出，測定などが可能な生物学的性質も含める
└ 多因子形質：体格，性格，知能，血圧，寿命など

┌ 対立遺伝子：生物の形質には相対立するものがあり，対立するもの間で交配した時，一方の形質が次代に現れる傾向がある．この相対立する形質同士を対立形質といい，対立形質を支配している遺伝子同士を対立遺伝子という．対立遺伝子は対応する相同染色体#の同じ部位に位置している
└ 相同染色体：染色体は父と母からの同じ形，大きさをもつ1本ずつが対になっていて減数分裂の際にその2本が対になる．この対をなすそれぞれの染色体同士を相同染色体という

┌ ホモ接合／同型接合：相同染色体の相対する遺伝子座に機能上同一の対立遺伝子が存在する状態
└ ヘテロ接合／異型接合：相同染色体が異なる対立遺伝子を保有する状態

┌ 劣性遺伝：相同染色体に同一の対立遺伝子が存在する時だけ(ホモ接合においてのみ)形質が発現する
└ 優性遺伝：相同染色体の一方に遺伝子があれば(ホモ・ヘテロ接合のいずれでも)形質が発現する．その遺伝子を優性遺伝子という

多因子性遺伝#の形式をとる疾患：多数の遺伝子の相加的作用と自然，生活環境等の環境因子のからみにより起こる

若年性糖尿病，本態性高血圧症，痛風，関節リウマチ，精神分裂病，躁うつ病，先天性股関節脱臼，多くの奇形（兎唇，口蓋裂，口唇・口蓋裂）など

染色体異常 <p.68 奇形 参照>

慢性骨髄性白血病 <p.69 染色体の構造の異常 参照>	白血球や赤血球，血小板などの血液細胞を作る幹細胞が増殖して，多段階の発癌ステップを経て発症する慢性の白血病	白血球増多と脾腫を特徴とする	第22染色体の部分欠損／Ph染色体*転座

*Ph染色体／フィラデルフィア染色体：9番と22番染色体の相互転座の結果，生ずるサイズの小さくなった22番染色体

第11章 運動器の病理

■骨の障害

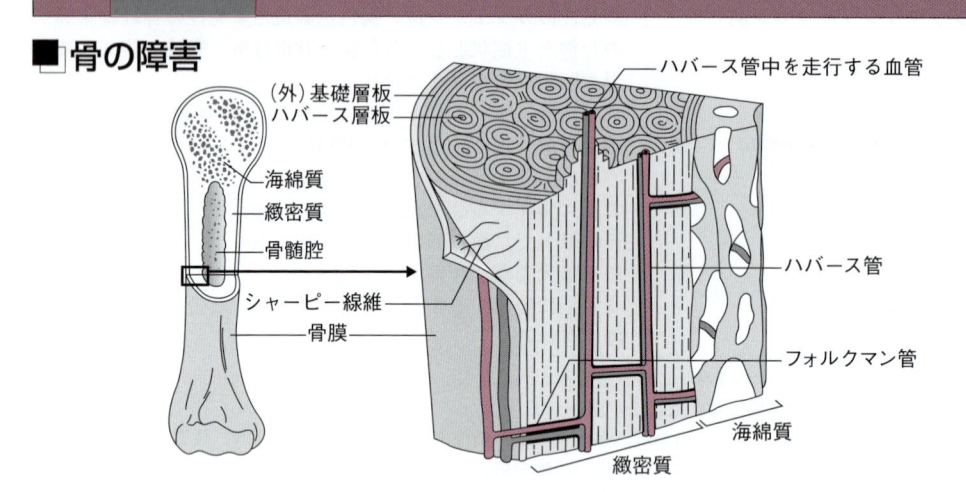

図11-1 骨の構造

先天性骨系統疾患

軟骨形成不全症／胎児性軟骨異栄養症／軟骨無形成症

発生頻度の高いと考えられる四肢短縮型低身長症．軟骨性骨化を起こす軟骨形成が障害（膜内骨化は障害されない）され骨形成が早期に停止	手足短く頭の大きな小人症，前額部突出，鼻根部陥凹，胸腰椎移行部後彎，腰椎前彎増強

骨形成不全症／骨化不全症

骨芽細胞の異常により膠原線維の形成が障害され骨膜性の骨形成が不全となる遺伝性疾患	扁平骨が菲薄化，長管骨の骨質も薄く多孔性，骨折しやすい，脊椎の高度の変形

大理石(骨)病／先天性骨硬化症

骨の大きさや形に異常はなく骨梁新生の異常によって類骨組織が増殖・石灰化し大理石様に硬くなる**常染色体劣性遺伝**を示す先天性疾患	骨の脆弱化，病的骨折，高度の貧血や肝脾腫，脳神経麻痺を合併することがある

マルファン症候群／クモ指症

指趾の異常な伸長を主徴とし骨，筋肉，心血管などの系統的な発育異常を示す**常染色体優性遺伝**の症候群	クモ指，細長い四肢による高身長，水晶体亜脱臼，大動脈の拡張（解離性大動脈瘤破裂の頻度が高い）など

骨の萎縮

老人性，廃用性，圧迫性，神経性	骨質脆弱，骨折しやすい

骨の循環障害

骨梗塞：骨内の動脈系の血行が途絶して生じる骨壊死；虚血性骨端壊死，潜函病など

虚血性骨端壊死／ペルテス病／骨端症／扁平股

発育期に生じる，骨端部の阻血性・無腐性壊死．発育期の循環障害，外傷，素因，内分泌障害などが原因と考えられる．男児に多い．	股部もしくは膝部の歩行時痛，軽度の跛行が主訴，股関節の運動制限

(肺性)肥大性骨関節症／太鼓ばち指

気管支拡張症，肺気腫，肺結核など肺の慢性疾患でみられる組織の酸化機転の異常→局所の動脈圧の上昇，血流の増加→骨形成の亢進．男性に多い．	指趾骨の肥大，長管骨の骨膜性の骨皮質過形成，変形性関節症

骨の代謝異常

骨粗鬆症／骨多孔症 <p.29 カルシウム代謝異常 参照>

骨形成の減退と骨吸収の過剰により骨の絶対量が減少し骨組織の微細構造が破綻．内分泌の影響（閉経後骨粗鬆症），加齢（老人性骨粗鬆症），代謝障害（くる病）などが原因	骨の形に異常はないが骨梁減少，ハバース管拡張，骨髄腔拡張，骨皮質菲薄化．身長低下，円背，腰背部痛，骨折しやすい

骨パジェットPaget病／変形性骨炎

原因不明の骨代謝亢進状態 骨吸収と骨修復の変化が同時に進行→骨の肥厚と変形 発生頻度に地域差，人種差があり，東アジアではまれとされてきたが，今日わが国では偶然発見されることがまれではない	骨皮質や骨梁の肥厚，骨の膨隆，脊椎・頭蓋・脛骨・骨盤・大腿骨が好発部位

（下垂体性）巨人症

主な成因は骨端線閉鎖前の成長ホルモンＧＨ産生下垂体腺腫によるＧＨ分泌過剰	全身性の骨過形成，高身長

先端巨大症／末端肥大症

主な成因は骨端線閉鎖後にＧＨ産生下垂体腺腫によるＧＨ分泌過剰で骨，軟骨，軟部組織，皮膚，臓器が肥大．	四肢末端の肥大，前額部・下顎の突出，鼻翼・口唇の肥大，胸郭の過形成

副甲状腺機能亢進症／上皮小体機能亢進症
- 原発性副甲状腺機能亢進症：癌，腺腫，過形成
- 続発性副甲状腺機能亢進症：腎不全，妊娠，くる病

副甲状腺ホルモンＰＴＨ過剰分泌 無機リン・カルシウム排泄増加，血清量低下，血清カルシウム量上昇	全身性嚢胞状線維性骨炎，軽度の骨粗鬆症，骨萎縮，病的骨折しやすい

くる病

主としてビタミンＤ欠乏による．Ｖ.Ｄは前駆物質の紫外線照射と食物により供給される．Ｖ.Ｄはカルシウム，リンの吸収を促す．カルシウム，リンの不足は，石灰化しない類骨組織が増加し，骨の成長遅延と骨の変形をきたす	骨の発育不全，骨化遅延，O脚，X脚

骨の炎症
非特異性炎

化膿性骨髄炎

骨髄内で細菌が増殖して引き起こされた化膿性炎症． 原因菌は黄色ブドウ球菌が多く，ついで溶連菌，緑膿菌，大腸菌，サルモネラ菌など 炎症は骨髄→骨幹→ハバース管→骨膜下（膿瘍）→骨周囲に波及	悪寒，戦慄，発熱，嘔吐，局所の腫脹，疼痛，圧痛，発赤，骨髄に始まり長管骨／大腿骨，脛骨，橈骨，上腕骨に好発．

※腐骨：化膿性骨髄炎の病巣中心部で血行が途絶して壊死し，骨組織から遊離した骨．
※骨柩：腐骨周囲の骨組織が新生増殖したもの．肥厚した骨組織が腐骨を包み込んだ状態が，腐骨を納めた柩のようにみえる．

特異性炎

骨結核／カリエス

結核の一次感染巣は肺，まれに腸→結核菌は血行性に移動し，塞栓となって骨の終末動脈に定着．青壮年期の発症が多く，部位は脊椎が最も多い．	慢性の経過をたどり，疼痛を訴える．局所に骨の叩打痛を認める．体温は軽度上昇，**冷膿瘍／寒性膿瘍**が皮膚を破れば瘻孔を形成する．瘻孔は臀部や大腿部に形成されることもあり，**流注膿瘍**と呼ばれる

結核性脊椎炎／脊椎カリエス

肺からの血行感染による二次結核 結核菌による脊椎炎	椎間腔狭小，椎体破壊が進み，多量の膿瘍と椎体の一部が壊死し**結核性腐骨**形成．膿瘍は傍脊柱軟部組織内に貯留，下行・遊走すると**冷膿瘍／寒性膿瘍**となる．罹患脊柱中心の後彎／**亀背**は必発．

組織球増殖症

好酸球性肉芽腫／ランゲルハンス細胞組織球症

好酸球の滲出を伴った組織球の肉芽腫様増殖 ハンド・シュラー・クリスチャン病の良性型 小児，若年者が侵される	骨髄に始まり，四肢・椎骨・肋骨・骨盤・頭蓋骨に好発して，単発／多発性に骨破壊をきたす

レッテラー・シーベ病

細網内皮系細胞が異常増殖，皮膚・肝臓・肺，骨髄への組織球の浸潤	細網内皮系／肝・脾・リンパ節の腫大，高度の貧血，出血性素因，骨破壊

ハンド・シュラー・クリスチャン病／シュラー・クリスチャン病

類脂質のコレステリンを含有した**組織球が肉芽腫様に**増殖 小児や若年者に発症	骨，特に頭蓋骨が侵される

ゴーシェ病／グルコシルセラミドーシス

全身性類脂質沈着症の1種で**常染色体劣性遺伝**．類脂質／ケラシンを含有したゴーシェ細胞が増殖．小児期に発病	脾腫，肝腫，骨髄が侵される．**虫食い状の骨粗鬆症**

原発性骨腫瘍

骨軟骨腫／外軟骨腫

長骨骨幹端，特に膝関節近傍に好発する良性骨腫瘍 上層は硝子軟骨からなり**軟骨帽**と呼ばれ，深層は海綿骨．10歳代に多発	大腿骨下端，上腕骨上端，脛骨上端に無痛性の骨性腫瘤形成

軟骨腫／内軟骨腫

骨内に発生する硝子軟骨細胞に類似した良性軟骨腫瘍 少年期〜壮年期に発症	手指・足趾などの短骨の骨内部に多く発生

軟骨芽細胞腫／良性軟骨芽細胞腫

軟骨芽細胞からなると考えられる良性骨腫瘍．多数の巨細胞が散在する．10〜20歳の男子に多発	大腿骨遠位・脛骨近位・上腕骨近位の骨端に好発．疼痛

軟骨肉腫

軟骨形成を示す肉腫で，異型のある軟骨細胞が密在し，核は腫大し，時に2核／多核で，巨細胞もみられる．骨・類骨形成はみられない．50歳代の成人および老人に多く，♂2：1♀	好発部位は骨盤，肋骨，肩甲骨などで，大腿骨・脛骨にも発生する

骨腫

良性骨腫瘍で，よく分化成熟した骨組織より形成され，緩徐に成長しあまり大きくならない	典型例は膜内骨化する頭蓋や顔面骨／顎骨に発生し，骨表面から突出する

骨肉腫

骨内に発生し骨髄腔へ浸潤，骨皮質から骨膜を破壊し広がる**異型性強い**．肺への転移が多い．予後不良 10歳代ついで20歳代に多く，高年齢者にもみられる	大腿骨ついで上腕骨，脛骨，腓骨，腸骨に多発

骨髄腔の腫瘍

多発性骨髄腫／形質細胞性骨髄腫／カーラー病

骨髄内で免疫グロブリンを産生する形質細胞が増加し，血清中には異常タンパク／**M蛋白**（一部はベンス・ジョーンズタンパクと呼ばれる）が増加する 50〜70歳代の高齢者で男性に多い	罹患骨の脊椎・頭蓋骨・肋骨・胸骨・骨盤などは高齢となっても**赤色骨髄**が残る．全身倦怠，貧血，腰痛，病気が進行すると，病的骨折や骨融解，腎機能障害を起こす

悪性リンパ腫：二次的に骨を侵すが，骨原発の骨悪性リンパ腫もある．

骨悪性リンパ腫

大部分が非ホジキンリンパ腫[*1]で，B細胞由来のびまん性大細胞を呈するものが多い

[*1] 非ホジキンリンパ腫：ホジキン病[*2]以外の悪性リンパ腫の便宜的な総称で，腫瘍細胞の由来により，Bリンパ腫，Tリンパ腫，NKリンパ腫などに区分される．
[*2] ホジキン病：系統的リンパ節腫脹と脾腫をきたす悪性リンパ腫．単核，多核巨細胞の出現が特徴で単核のものをホジキン細胞，多核のものをリード・ステルンベルグ細胞と呼ぶ．

巨細胞腫

異物巨細胞様／破骨細胞様の多核巨細胞（増殖）を認める腫瘍．四肢の長骨に好発し，良性と悪性の境界領域に位置する．増殖能力が強く，まれに転移をきたす 20〜40歳代に多い	大腿骨・手足の長骨の骨端から骨幹端にかけて偏在性に好発する 肉眼的に毛細血管が豊富で出血性／褐色を呈し，壊死もみられる

骨の腫瘍様病変

孤立性骨嚢胞／単発性骨嚢胞

液性内容をいれる孤立性の非腫瘍性嚢胞性骨病変 10〜20歳代に好発	上腕骨近位部，大腿骨近位部，踵骨に好発

動脈瘤性骨嚢胞

腫瘍病変の吸収／異常血管の拡張などに由来する（新しい血液で充満した）嚢胞を形成．10〜20歳代に好発	長骨骨幹端の膨隆性，限局性の嚢腫

関節の先天性異常

先天性股関節脱臼

出生時大腿骨頭が関節包をつけたまま寛骨臼の外にある状態．日本人に多く1000人に1人．女児は男児の5〜8倍．全身の関節が軟らかい子どもに多いことからホルモンが発生に関与しているといわれている	脚短縮，開排制限，**クリック徴候**[*]

[*]（オルトラーニ・）クリック徴候：新生児期先天性股関節脱臼の診断に使われる．患児仰臥位で股90°，膝最大屈曲して両手で両膝を保持し，母指は大腿内側，中指は大転子に当てる．片手で股・骨盤を固定し，患側を外転しながら下から中指で大転子をもちあげると，脱臼していると整復音を触知する．拘縮が強いと整復音は出ない．

先天性内反足

足部が尖足，内反，内転，凹足の変形を呈す．二分脊椎や先天性多発性関節拘縮症などの神経筋疾患に合併したものと，内反足だけが唯一の奇形である特発性のものがある 発生は約1000人に1人，2：1で男性に多い

■関節の障害

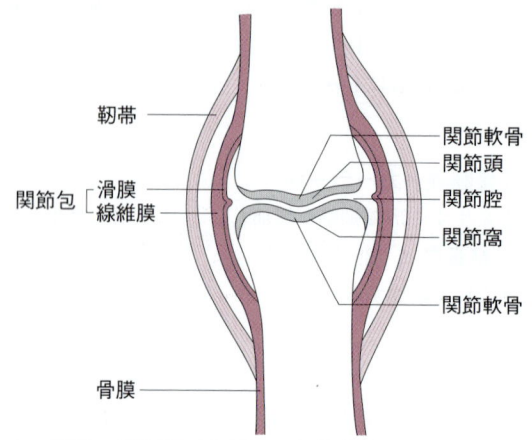

図11－2　関節：関節頭（凸面）と関節窩（凹面）を関節包が包む

関節の代謝障害

痛風＜p.29　尿酸代謝異常／痛風　参照＞

長期の高尿酸血症の結果，尿酸塩が関節に沈着し起きる関節炎． **尿酸結晶の蓄積→痛風結節** 肥満の♂20以上：1♀，30～40歳代の発病が多い 高血圧や高脂血症などの合併頻度が高い	発作的に関節の発赤，腫脹，激痛，進行すると変形，強直，痛風結節 足の第1中足指節関節，指趾骨に多い／足痛風 広義には沈着した尿酸塩による腎障害，尿路結石なども含む

関節の炎症

漿液性関節炎

関節滑膜の炎症により関節腔内に滲出液が貯留→炎症性関節水腫	滲出液が吸収され治癒するか，癒着すると運動障害

化膿性関節炎

起炎菌：ブドウ球菌や連鎖球菌，最近は緑膿菌が増加．	関節の発赤，腫脹，発熱，運動痛，関節内膿瘍／関節蓄膿，進行すると**関節パンヌス**＊，骨の破壊や萎縮．

＊関節パンヌス：滑膜の炎症が関節軟骨に波及し浸潤により形成された肉芽組織で，滑膜の関節軟骨移行部より生じて関節軟骨表面を覆いパンヌスの進展とともに関節軟骨は破壊される．関節破壊に至る関節炎にはいずれも存在しうるが，関節リウマチ，結核性関節炎，肥厚性滑膜炎，関節症などの疾患で認められる．

結核性関節炎

肺結核に続発．病巣が滑膜に限局すると結核性滑膜炎で，漿液性関節炎として始まり，滑膜が肥厚し，滑膜に生じた**結核性肉芽腫**は関節腔内に突出し骨内へも進展し，やがて肉芽腫は乾酪壊死化．10歳以下の小児に好発	好発部位は股・膝・足・仙腸・肩・手関節

※肉芽型の結核性関節炎では，肉芽が増殖し皮下に達すると皮膚は膨隆し阻血のため白色を呈し白腫と呼ばれるが，腫瘍ではない．

リウマチとその類縁疾患

若年性関節リウマチ／小児特発性関節炎／スティル病＊

小児の原因不明の多発性関節炎を主徴とする**膠原病**．本態は関節リウマチと同じ． 女子にやや多い	関節腫脹，関節痛，弛張熱，リンパ節腫大，肝・脾腫大，漿膜炎，関節予後としては手根骨，足根骨が癒合する．

＊スティル病：若年性関節リウマチの「全身型」病型をいう．すでに歴史的用語であり，欧米でも使用されていない．なお，成人の同様の病態は「成人スティル病」と呼ぶ．

(慢性)関節リウマチ／リウマチ様関節炎／リウマチ <p.50 自己免疫疾患 参照>

原因不明の**自己免疫疾患**．主病像は**慢性**，**対称性**，**多発性**，びらん性の滑膜炎．フィブリノイド変性を伴う滲出炎に始まり→リンパ球，形質細胞などの慢性炎症細胞浸潤→血管新生の目立つ線維性肉芽組織形成→線維化の強い瘢痕組織 20～40歳代が初発．♂1：3♀	手足の小関節に始まり次第に大きな関節がおかされる．疼痛，腫脹といった慢性炎症所見に加え朝のこわばり，可動域制限，変形，強直，機能障害，関節外病変としては**リウマチ結節**[*]，皮膚潰瘍，強膜炎，間質性肺炎，乾燥症候群など

[*]リウマチ結節／リウマトイド結節／皮下結節：関節リウマチ患者の皮内／皮下，腱，肺，胸膜，心，心膜などに出現する3～4cmの硬く無痛性の結節．

変形性関節症

関節に**退行性変化**と**増殖性変化**が同時に持続的に生じ変形をきたす 中年以降に発症．一種の老化現象	股関節・膝関節・肘関節など大関節のこわばり・疼痛・腫脹で，進行すると可動域制限や関節変形をきたす．拘縮は強いが骨性の強直にはならない．X線上は関節裂隙の狭小化，軟骨下骨の硬化，嚢胞，骨棘形成などが特徴的

関節の腫瘍

ガングリオン(嚢胞)／結節腫

腱鞘に付着したり関節腔と交通を有し，内部に透明なゼリー状粘液を容れた薄い結合織性被膜に包まれた（真性腫瘍ではなく粘液変性のために嚢腫状となった）1.5～2cmの**良性の腫瘤**．関節周囲の結合織の粘液変性により生ずると考えられている．10～20歳代の女性に多い	手背部・手関節の皮下に移動性のない弾性軟の腫瘤として触知

腱鞘巨細胞腫／結節性腱滑膜炎／良性滑膜腫

指趾の腱，腱鞘や関節包に生ずる線維組織球性の1cm前後の無痛性の良性腫瘍	手指，足趾，足関節に好発，弾力性のある硬い腫瘍

滑膜肉腫／悪性滑膜腫

関節腔の被覆細胞／滑膜細胞から発生する悪性腫瘍．浸潤性に発育し，リンパ行性，血行性に転移．滑膜細胞を模倣した上皮細胞様の増殖と線維肉腫に似た肉腫様増殖の2相性が特徴的 20～30歳代に多く男性がやや多い	四肢の関節，特に膝と足関節近傍に好発．疼痛を有することが多い

■筋の障害

骨格筋の循環障害

出血	外傷や出血性素因／血友病，白血病→筋肉内出血→筋組織の破壊，壊死
梗塞	動・静脈閉塞→乏血→梗塞

骨格筋の退行性病変

進行性筋ジストロフィー症 <p.71 伴性劣性遺伝 参照>

骨格筋が変性して筋萎縮，筋力低下を示す遺伝性，家族性，進行性の疾患

進行性筋ジストロフィー症デュシェンヌ型

伴性劣性遺伝をし，男子のみに発症し，女子では保因者となる．2，3歳の男子に発症し，平均9歳で歩行不能となり，20歳頃に死亡することが多い．結合織や脂肪組織の増殖がみられる．80％に**腓腹筋の仮性肥大**を伴う	筋萎縮，歩行障害，運動障害，脊柱変形，関節拘縮，尖足

神経原性筋萎縮／神経障害性筋萎縮

末梢神経の神経細胞が障害されその支配領域の筋が萎縮．（電気刺激の消失で）筋は収縮しなくなり，筋線維は正常の構造を保ったまま縮小する	筋萎縮性側索硬化症，脊髄前角炎，多発性神経炎などでみられる

※脊髄の外傷，腫瘍でも同様の筋萎縮が見られる．

骨格筋┬筋膜
　　　├筋線維／筋細胞・筋原線維┬アクチン／細いフィラメント
　　　│　　　　　　　　　　　　└ミオシン／太いフィラメント
　　　└筋小胞体┬横細小管／T管　※興奮を細胞膜から内部に伝える
　　　　　　　 └終末槽　　※カルシウムを放出しATP供給と筋収縮に関わる

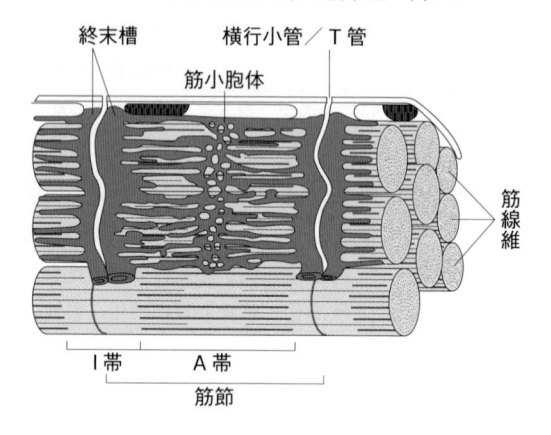

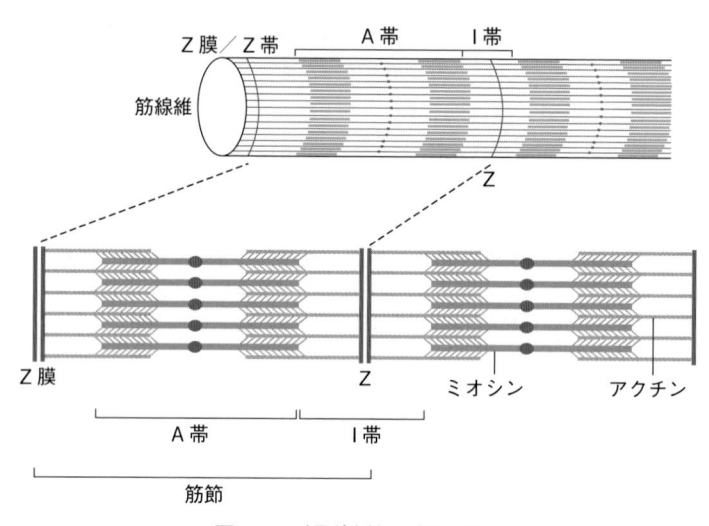

図11-3　（骨格）筋の微細構造

重症筋無力症

神経筋接合部での刺激伝達障害による．神経筋接合部でアセチルコリン受容体に対する抗体が存在し，自己免疫現象に基づく障害が起きる．アセチルコリンを分解するコリンエステラーゼを阻害する抗コリンエステラーゼ投与により筋の脱力回復．20〜40歳の女性に多い．胸腺過形成，胸腺腫の合併が多い	骨格筋の易疲労性，筋力低下，四肢筋の脱力，眼瞼下垂，眼球運動障害による複視，表情筋もおかされ筋無力症性顔貌，嚥下・構音障害 日内変動があり，夕方になると症状が強くなる

骨格筋の炎症
化膿性筋炎

感染巣が筋層内に浸潤，波及した状態．原因菌はブドウ球菌，溶連菌，大腸菌が多い．褥瘡や外傷に続発，糖尿病，免疫不全，栄養失調など感染を受けやすい素因がある時に発症	好発部位は大腿四頭筋・大腿二頭筋・腸腰筋など．局所の疼痛，圧痛，浮腫，膿瘍部には波動，抵抗，硬結を触診で感じる

ワイル病／出血性黄疸／黄疸出血性レプトスピラ症

レプトスピラを保有する動物／ネズミなどの尿で汚染された下水や泥が感染源となり経皮感染，時に経口感染．肝細胞，腎尿細管上皮細胞の壊死や出血．心筋や骨格筋の変性もきたす	黄疸，出血，蛋白尿を主徴とする 潜伏期は2〜16日で，突然悪寒・戦慄を伴う高熱，筋肉痛，腓腹筋把握痛，眼球結膜の充血が出現，約1週間後黄疸，皮膚の点状出血，血尿，蛋白尿，尿量減少し循環不全をきたす

ウイルス性筋炎／感染性筋炎

コクサッキーウイルス，エコーウイルス，インフルエンザウイルスなどのウイルス性，細菌性，真菌性，寄生虫などの感染による骨格筋の炎症．罹患筋が散在性壊死．エイズ（AIDS）患者では感染性筋炎の合併が多い	筋痛，圧痛，腫脹，発熱

多発性筋炎／皮膚筋炎 <p.50 自己免疫疾患　参照>

全身の筋をおかし，筋線維の壊死と炎症細胞浸潤を示す**自己免疫疾患**筋炎症状のみでは多発性筋炎，皮膚症状が加わると皮膚筋炎 ♂1：2♀，全ての年齢層に発症	筋肉痛，脱力，皮膚筋炎ではヘリオトロープ皮疹

骨格筋の腫瘍
横紋筋腫

横紋筋由来の良性腫瘍．極めてまれであるが，成人型と胎児型とがある

横紋筋肉腫

横紋筋由来の肉腫で， ①胎児型：最も頻度が高く，幼小児に発生．比較的予後良 ②蜂巣型：2番目に多い型で，小児，若年成人に発生 ③多形型：最も少ない型で，高齢者に発生	ブドウ状肉腫：胎児型横紋筋肉腫の1つで粘膜面にブドウの房状に隆起する．易出血性，遠隔転移を起こしやすく極めて予後不良

トライTry 練習問題（第10章，第11章）

正には○，誤には×をつけよ（×は誤りを訂正してください）．

1. 染色体数47をモノソミーという．
2. 猫鳴き症候群は第5染色体短腕の転座である．
3. 慢性骨髄性白血病は9番と22番染色体の相互転座の結果22番染色体のサイズが縮小した．
4. 急性骨髄性白血病は16番染色体の欠失である．
5. シャルコー・マリー・トゥース病は遺伝子の重複である．
6. ダウン症候群は性染色体異常である．
7. 猫鳴き症候群は性染色体異常である．
8. ターナー症候群は常染色体異常である．
9. クラインフェルター症候群は45XOモノソミーである．
10. 妊娠3カ月以内に風疹に感染すると流産，奇形児のおそれがある．
11. 妊婦がサイトメガロウイルスに感染すると子供に白内障や聴力障害を起こす．
12. 妊娠中にサリドマイドを服用した母親からアザラシ肢症が誕生した．
13. 広島，長崎の原爆の胎内被爆児に小脳の発育障害による小頭症がみられた．
14. 胎児性水俣病では発育障害や知能障害がみられる．
15. ダウン症候群の発生率は40代の出産より20代の出産でハイリスクである．
16. ファロー四徴では右心室から大動脈が左心室から肺動脈が起始する．
17. 動脈管開存では高圧の肺動脈から低圧の大動脈に血液が流れ左室の容量負荷となる．
18. メッケル（の）憩室はS状結腸に多くみられる．
19. 奇形で日本人に多いのは口蓋裂，兎唇，先天性心奇形である．
20. 伴性劣性遺伝はX染色体上の劣性遺伝子により女性に発症する．
21. デシエンヌ型筋ジストロフィーでは男子は保因者となる．
22. 両親が血友病でも女子は保因者で発現しない．
23. 常染色体優性遺伝では両親の一方が罹患者だと男女差なく全員の子にあらわれる．
24. 慢性骨髄性白血病ではフィラデルフィア染色体がみられる．
25. 大理石病は常染色体優性遺伝を示す先天性疾患である．
26. 骨粗鬆症は骨の絶対量は減らず骨の形がかわり骨梁が減少して骨折しやすくなる．
27. 女性は閉経後内分泌の影響で骨形成が減退し骨吸収が過剰となり骨粗鬆症になりやすい．
28. カリエスでは冷膿瘍は皮膚を破り臀部や大腿部に瘻孔を形成し流注膿瘍と呼ばれる．
29. レッテラー・シーベ病では細網内皮系細胞が異常に減少する．
30. ハンド・シュラー・クリスチャン病は小児や若年者に発症し多くは指趾が障害される．
31. ゴーシェ病は小児期に発病し脾腫，肝腫が主病変である．
32. 多発性骨髄腫では血清中のベンス・ジョーンズ蛋白が激減する
33. 関節パンヌスは関節軟骨の炎症が滑膜に波及し浸潤により形成された肉芽組織である．
34. 関節リウマチは原因不明の自己免疫疾患で主病像は慢性，対称性，多発性，びらん性の滑膜炎である．
35. 進行性筋ジストロフィー症は特発性の自己免疫性の疾患である．
36. 進行性筋ジストロフィー症デュシェンヌ型は女子に発症し，結合織や脂肪組織の増殖がみられる．
37. 重症筋無力症では神経筋接合部でアセチルコリン受容体に対する抗体が存在する．
38. 多発性筋炎は全身の筋をおかし，筋線維の壊死と炎症細胞浸潤を示す自己免疫疾患である．

下記の問に答えよ．

*1 脂質蓄積症はどれか．
   フェニルケトン尿症，ゴーシェ病，ホモシスチン尿症，メープルシロップ尿症，ニーマン・ピック病，高チロシン血症

*2 常染色体優性遺伝はどれか．
   マルファン症候群，フェニルケトン尿症，フォンレックリングハウゼン病，クレチン症，結節性硬化症，白皮症，家族性大腸ポリポーシス，ガラクトース血症，ニーマン・ピック病

*3 先天性代謝異常の欠損酵素は何か群から選べ．

先天性代謝異常	酵素
1）フェニルケトン尿症	グルコセレブロシダーゼ
2）クレチン症	21-水酸化酵素
3）白皮症	α-ケト酸脱水素酵素
4）楓糖尿症	フェニルアラニン水酸化酵素
5）ホモシスチン尿症	スフィンゴミエリナーゼ
6）先天性副腎過形成	甲状腺ホルモン合成酵素
7）糖原病	グルコース-6-フォスファターゼ
8）ゴーシェ病	シスタチオニン合成酵素
9）ニーマン・ピック病	チロジナーゼ

【付録】
国家試験問題

はり師・きゅう師国家試験
あん摩マッサージ指圧師国家試験
柔道整復師国家試験

はり師きゅう師国家試験問題

1．病理学の基礎
※出題なし

2．疾病の一般
問1 疾患の分類について誤っているのはどれか。
1. 急性と慢性　2. 先天性と続発性
3. 器質的と機能的　4. 限局性と全身性

問2 原因疾患とその続発症との組合せで適切でないのはどれか。
1. 糖尿病・・・・網膜症
2. 動脈硬化症・・心筋梗塞
3. 高血圧症・・・脳出血
4. 扁桃炎・・・・慢性関節リウマチ

3．病因
問1 病因のうち外因に属するのはどれか。
1. ビタミン　2. 年齢　3. 免疫　4. ホルモン

問2 年齢素因がみられるのはどれか。
1. 結核　2. 水痘　3. 赤痢　4. 腸チフス

問3 高齢者に多い疾患はどれか。
1. 胸腺肥大　2. 骨粗しょう症
3. 骨肉腫　4. アデノイド増殖症

問4 病原体と感染を受けやすい臓器との組合せで誤っているのはどれか。
1. ポリオウィルス・・・脊髄
2. 帯状疱疹ウィルス・・末梢神経
3. 結核菌・・・・・・・肺
4. 赤痢菌・・・・・・・小腸

問5 疾患とその原因との組合せで正しいのはどれか。
1. ウイルソン病・・・鉄
2. 壊血病・・・・・ビタミンB₁
3. イタイイタイ病・・有機水銀
4. 偽膜性腸炎・・・・クロストリジウム ディフィシレ

問6 ホルモンと機能亢進による疾患との組合せで誤っているのはどれか。
1. 成長ホルモン・・・先端肥大症
2. コルチゾール・・・クッシング症候群
3. サイロキシン・・・バセドウ病
4. アルドステロン・・乳漏症

問7 骨のカルシウム代謝に関与しない物質はどれか。
1. ビタミンD　2. 有機水銀
3. りん酸塩　4. 上皮小体ホルモン

問8 無機塩類の欠乏と疾患との組合せで誤っているのはどれか。
1. カリウム・・不整脈　2. 鉄・・・・貧血
3. 銅・・ウイルソン病　4. ヨウ素・・甲状腺腫

問9 熱傷による作用として誤っているのはどれか。
1. 蛋白質の凝固　2. 細胞膜の崩壊
3. 酵素の活性化障害　4. ＤＮＡの溶解

問10 踵の足底面中央への米粒大の透熱灸で、熱傷害が瘢痕を形成するのに最も関与するのはどれか。
1. 表皮　2. 真皮表層
3. 真皮深層　4. 皮下組織

問11 粉じんが吸気と共に肺に侵入して引き起こされる疾患はどれか。
1. 珪肺症　2. 肺胞蛋白症
3. 肺塞栓症　4. 気管支拡張症

問12 少量でも生体に強い毒性を有する金属はどれか。
1. 鉄　2. 銅　3. 水銀　4. 亜鉛

問13 原因と疾患との組合せで誤っているのはどれか。
1. カドミウム・・・病的骨折
2. 有機水銀・・・・気管支喘息様発作
3. 6価クロム・・・鼻中隔穿孔
4. アスベスト・・・中皮腫

問14 リケッチアが原因で起こる疾患はどれか。
1. マラリア　2. エイズ
3. ワイル病　4. ツツガムシ病

問15 ウイルス感染症でないのはどれか。
1. 伝染性単核球症
2. Ｃ型肝炎
3. クロイツフェルト・ヤコブ病
4. 成人Ｔ細胞白血病

問16 病原体と疾患との組合せで誤っているのはどれか。
1. ウイルス・・・成人Ｔ細胞白血病
2. 細菌・・・・・結核
3. リケッチア・・破傷風
4. 原虫・・・・・マラリア

問17 病原微生物と疾患との組合せで誤っているのはどれか。
1. クラミジア・・・オウム病
2. リケッチア・・・マラリア
3. スピロヘータ・・ワイル病
4. 原虫・・・・・・ニューモシスチス・カリニ肺炎

問18 病原体と感染症との組合せで誤っているのはどれか。
1. 細菌・・・・・結核症

2. ウイルス・・・ツツガムシ病
3. 真菌・・・・アスペルギルス症
4. 原虫・・・・アメーバ赤痢

問19 病原体と疾患との組合せで誤っているのはどれか。
1. ヘリコバクター・ピロリ・・胃炎
2. クロストリジウム・・・・・偽膜性腸炎
3. 大腸菌・・・・・・・・・出血性大腸炎
4. クラミジア・・・・・・・・帯状疱疹

問20 感染症と感染経路との組合せで誤っているのはどれか。
1. A型肝炎・・・・・接触感染
2. インフルエンザ・・飛沫感染
3. 急性灰白髄炎・・・経口感染
4. 日本脳炎・・・・・節足動物媒介感染

問21 刺鍼により感染する危険のない疾患はどれか。
1. A型肝炎　2. B型肝炎　3. C型肝炎　4. エイズ

問22 感染症を引き起こす寄生体のうち生きた細胞内でのみ増殖するのはどれか。
1. ウイルス　2. 細菌　3. 原虫　4. 真菌

問23 エイズについて正しい記述はどれか。
1. 飛沫感染する。
2. 病原体はヘルペスウイルスである。
3. 好中球の極度の減少が主な病変である。
4. 死因は日和見感染が主である。

問24 日和見感染症の病原微生物として最も関連の低いのはどれか。
1. カリニ原虫　　2. インフルエンザウイルス
3. 緑膿菌　　　　4. サイトメガロウイルス

4．循環障害／血液とリンパ、および関連するもの

問1 循環障害について誤っている記述はどれか。
1. 充血は動脈から過剰の血液が流れ込んだ状態である。
2. うっ血は静脈血の流出が妨げられて起こる。
3. 血栓症は血管外で血液が凝固する現象である。
4. 梗塞は終末動脈の閉塞により生じる。

問2 貧血とその原因との組合せで誤っているのはどれか。
1. 悪性貧血・・・・・ビタミンC欠乏
2. 鉄欠乏性貧血・・・月経過多症
3. 再生不良性貧血・・原爆症
4. 溶血性貧血・・・・Rh血液型不適合

問3 女性の全身に紫斑が発生した時に考えられる疾病として適切でないのはどれか。
1. 特発性血小板減少性紫斑病
2. 血友病
3. 敗血症
4. アレルギー性紫斑病

問4 黒色の下血をきたした患者がいる。原因疾患はどれか。
1. 直腸癌　　2. 潰瘍性大腸炎
3. 虫垂炎　　4. 胃・十二指腸潰瘍

問5 喀血の出血部位はどれか。
1. 鼻腔　2. 咽頭　3. 喉頭　4. 気管支

問6 出血部位と出血の種類との組合せで正しいのはどれか。
1. 胃・・・喀血　　2. 肺・・・吐血
3. 結腸・・血便　　4. 膀胱・・下血

問7 誤っている組合せはどれか。
1. 血栓形成・・血液凝固亢進
2. 脳出血・・・動脈破たん
3. 脳軟化・・・動脈閉塞
4. 血友病・・・第5凝固因子欠如

問8 脳血栓の溶解療法は、発生後3時間を過ぎると危険を伴うという。考えられる理由の中で適切でないのはどれか。
1. 一度酸素欠乏に陥っていた脳血管が破れて出血する。
2. 好中球が動員されて脳の損傷が進む。
3. 血栓形成が更に進む。
4. 脳浮腫が進んで脳圧が亢進する。

問9 血栓を起こしやすい疾患として誤っているのはどれか。
1. 動脈瘤　　　　2. 血友病
3. 動脈硬化症　　4. 血管炎

問10 塞栓症について誤っている組合せはどれか。
1. 心弁膜症・・・・・・・脳の血栓性塞栓
2. 外傷性複雑骨折・・・・肺の脂肪性塞栓
3. スキューバダイビング・・脳のガス塞栓
4. 大腿静脈血栓・・・・・肝臓の血栓性塞栓

問11 肺の脂肪塞栓症の原因とならないのはどれか。
1. 早期胎盤剥離　　2. 大腿骨骨折
3. 肥満体の腹部手術　4. 交通事故による挫滅

問12 誤っているのはどれか。
1. 貧血性梗塞は心臓には起こりにくい。
2. 肺の出血性梗塞は肺動脈の塞栓症が主な原因である。
3. 播種性血管内凝固症（DIC）では全身の細血管に血栓が形成される。
4. 脳軟化症は梗塞の結果である。

問13 出血性梗塞を最も起こしやすい臓器はどれか。
1. 脳　　2. 肺　　3. 心臓　　4. 腎臓

問14 出血性梗塞を最も起こしやすい臓器はどれか。
1. 脳　　2. 脾臓　　3. 小腸　　4. 腎臓

問15 二次性高血圧症に関与しない疾患はどれか。
1. 急性糸球体腎炎　2. 甲状腺機能亢進症

3. 急性肝炎　　　4. 褐色細胞腫
問16　動脈粥状硬化症の誘因として適切でないのはどれか。
1. 高脂血症　2. 多血症　3. 糖尿病　4. 高血圧症
問17　鼡径部から腹壁を上行性に静脈の怒張がみられた。閉塞がある血管はどれか。
1. 肝静脈　2. 腎静脈　3. 門脈　4. 下大静脈
問18　吐血の患者で食道静脈瘤を認めた。最も考えられる原因はどれか。
1. 肝硬変　2. 肺うっ血　3. 腹膜炎　4. 心臓弁膜症
問19　静脈血が門脈に流入しないのはどれか。
1. 小腸　2. 脾臓　3. 膵臓　4. 腎臓
問20　心疾患で関連の少ない組合せはどれか。
1. 心室中隔欠損・・左心室肥大
2. 心不全・・・・・肺水腫
3. 狭心症・・・・・冠動脈硬化症
4. 心筋炎・・・・・高安病（脈なし病）
問21　原因と結果との組合せで誤っているのはどれか。
1. 肝硬変症・・・・腹水
2. 冠状動脈閉塞・・心筋梗塞
3. 凝固因子欠除・・血栓形成
4. 胃切除・・・・・貧血
問22　腹水が滲出液となる疾病はどれか。
1. 肝硬変　　　　　2. 右心不全
3. ネフローゼ症候群　4. 腹膜炎
問23　ショックと最も関連の低いのはどれか。
1. 熱傷　2. 出血　3. 敗血症　4. 浮腫
問24　ショックとその原因との組合せで誤っているのはどれか。
1. 心原性ショック・・急激な心拍出量減少
2. 出血性ショック・・末梢血管の透過性亢進
3. 熱傷性ショック・・大量の血漿成分喪失
4. 細菌性ショック・・内毒素による血管内皮細胞障害

5. 退行性病変／代謝障害

問1　アミロイドの沈着する原疾患として適切でないのはどれか。
1. アルツハイマー病　　2. 骨髄腫
3. 間質性肺炎　　　　　4. 慢性関節リウマチ
問2　溶血性黄疸の原因として最も適切なのはどれか。
1. 肝炎　　　　　　　2. 胆石
3. 血液型不適合輸血　4. 先天性胆道閉塞症
問3　疾患とその原因となる代謝障害との組合せで正しいのはどれか。
1. ウイルソン病・・・・核酸代謝障害
2. アミロイドーシス・・蛋白代謝障害
3. 骨粗鬆症・・・・・色素代謝障害
4. 痛風・・・・・・・脂質代謝障害
問4　誤っている組合せはどれか。
1. 痛風・・・・・・・尿酸
2. 黄疸・・・・・・・ビリルビン
3. アミロイドーシス・・ヘモジデリン
4. ゴーシェ病・・・・・類脂質
問5　糖尿病の合併症の中で細小血管障害によらないのはどれか。
1. 腎症　2. 白内障　3. 網膜症　4. ニューロパチー
問6　I型（インスリン依存型）糖尿病の特徴として適切でないのはどれか。
1. インスリン分泌が不足している。
2. 自己免疫によるものが多い。
3. 肥満型が大部分を占める。
4. 日本人には少ない。
問7　糖尿病について誤っている記述はどれか。
1. 1型糖尿病は高齢者に多い。
2. 1型糖尿病は自己免疫疾患である。
3. 2型糖尿病は遺伝的要因の関与が強い。
4. 2型糖尿病はインスリンに対する反応性が低下している。
問8　痛風について誤っている記述はどれか。
1. 中高年の男性に多く発症する。
2. 蓚酸塩結晶の沈着によって起こる。
3. 関節や腱鞘の滑膜に肉芽腫を作る。
4. 発作性の激しい痛みを伴う。
問9　加齢に伴う病変と最も関連の低いのはどれか。
1. 脳血管障害　　　　2. 骨粗鬆症
3. 再生不良性貧血　　4. 嚥下性肺炎
問10　高齢者における疾患の特徴で誤っているのはどれか。
1. 恒常性維持に異常をきたしやすい。
2. 定型的な経過を呈しやすい。
3. 慢性化しやすい。
4. 精神症状を呈しやすい。
問11　老化と最も関連の低いのはどれか。
1. 脳萎縮　　　　　2. もやもや病
3. 骨髄低形成　　　4. 骨粗鬆症
問12　老化に伴った疾患に該当しないのはどれか。
1. 骨粗髭症　　　　2. 白内障
3. 伝染性単核症　　4. アルツハイマー病
問13　ヒトの植物状態として適切でない記述はどれか。
1. 自発呼吸がある。
2. 経管栄養が必要である。
3. 大脳の高次機能が失われている。
4. 脳波が平坦化している。
問14　植物状態について正しい記述はどれか。

1．脳死状態である。
2．人工呼吸器が必要である。
3．意思の疎通ができる。
4．脳幹の機能は保たれている。

6．進行性病変／活動性病変

問1　右心室肥大をきたす疾患はどれか。
1．肺性心　　　　　2．大動脈弁狭窄
3．大動脈弁閉鎖不全　4．高血圧症

問2　左心室肥大をきたすのはどれか。
1．肺性心　　　　　2．僧帽弁狭窄
3．肺動脈弁狭窄　　4．大動脈弁狭窄

問3　再生の最も盛んな組織はどれか。
1．赤色骨髄　2．心筋
3．神経　　　4．平滑筋

問4　神経組織の再生について正しい記述はどれか。
1．神経細胞には再生能力がない。
2．神経膠細胞には再生能力がない。
3．末梢神経の軸索は伸長しない。
4．シュワン細胞は再生しない。

問5　生理的再生を示す組織はどれか。
1．結合組織　　2．神経膠組織
3．腸粘膜上皮　4．毛細血管

問6　骨の再生に必要な元素はどれか。
1．リン　2．鉄　3．カリウム　4．銅

問7　化生について誤っているのはどれか。
1．腫瘍性変化　2．組織適応
3．上皮内変化　4．形態変化

問8　最も成功率の低い移植はどれか。
1．自家移植　2．同系移植
3．同種移植　4．異種移植

問9　骨髄移植後のGVHD（移植片対宿主病）で宿主を攻撃する細胞はどれか。
1．好中球　2．B細胞　3．T細胞　4．形質細胞

問10　瘢痕組織の主体を占めるのはどれか。
1．毛細血管　2．膠原線維
3．遊走細胞　4．再生上皮

問11　創傷治癒を最も抑制するのはどれか。
1．解熱薬　　2．抗菌薬
3．向精神薬　4．副腎皮質ステロイド薬

問12　組織内異物処理について誤っている組合せはどれか。
1．炭粉・・・・・貪食　　2．ナイロン糸・・融解
3．折れた鍼・・・被包　　4．血栓・・・・・器質化

問13　異物とその処理方法との組合せで適切でないのはどれか。
1．炭粉・・・・・貪食　　2．血栓・・・・・器質化
3．折れた鍼・・・被包化　4．ナイロン糸・・融解

7．炎症

問1　急性炎症に最も関連の深いのはどれか。
1．結核結節　2．肉芽組織　3．膿瘍　4．瘢痕組織

問2　炎症担当細胞とその分泌する物質との組合せで誤っているのはどれか。
1．マスト細胞・・ヒスタミン
2．好中球・・・・ライソゾーム（リソソーム）酵素
3．単球・・・・・免疫グロブリン
4．Tリンパ球・・リンホカイン

問3　炎症にかかわる細胞とそれらが主役をなす炎症との組合せで誤っているのはどれか。
1．好中球・・・化膿性炎症
2．好酸球・・・アレルギー性炎症
3．形質細胞・・結核性炎症
4．リンパ球・・慢性炎症

問4　急性炎症の際、好中球が血管外に遊走するのに必要な要件でないのはどれか。
1．細胞接着分子の活性化　2．血栓の形成
3．血流の減速　　　　　　4．サイトカインの放出

問5　炎症の分類と疾患との組合せで誤っているのはどれか。
1．化膿性炎・・・淋病
2．肉芽腫性炎・・結核
3．漿液性炎・・・じんま疹
4．壊死性炎・・・インフルエンザ

問6　炎症について誤っている組合せはどれか。
1．肉芽腫性炎・・肉芽組織形成
2．化膿性炎・・・蜂巣炎病巣
3．漿液性炎・・・炎症性浮腫
4．線維素性炎・・偽膜形成

問7　誤っている組合せはどれか。
1．線維素性炎・・・偽膜形成
2．漿液性炎・・・・膿瘍
3．梅毒・・・・・・ゴム腫
4．脊椎カリエス・・冷膿瘍

問8　炎症の分類について適切でない組合せはどれか。
1．火傷・・・・・・・・漿液性炎
2．結核・・・・・・・・変質性炎
3．暴飲暴食・・・・・・カタル性炎
4．ブドウ球菌感染症・・化膿性炎

問9　線維素性炎に分類される疾患はどれか。
1．劇症肝炎　　　2．大葉性肺炎
3．カタル性鼻炎　4．蜂巣炎（蜂窩織炎）

問10　連鎖球菌に汚染した鍼が皮下組織に及んだ場合に起こりやすい化膿性炎はどれか。
1．寒性膿瘍　　2．蜂窩織炎（蜂巣織炎）
3．膿性カタル　4．膿疱

問11　慢性炎症に最も関係の深い組織変化はどれか。

1. 血管拡張　　2. 好中球浸潤
3. 滲出性変化　4. 肉芽組織形成
問12　肉芽腫を形成しないのはどれか。
1. アスベストーシス
2. サルコイドーシス
3. 結核症
4. ネコひっかき病
問13　結核菌について誤っている記述はどれか。
1. 結核菌に感染した者はすべて発症する。
2. 幼児と老人の結核は全身散布されやすい。
3. 結核菌はマクロファージ内でも分裂増殖する。
4. 結核菌に対する免疫反応はTリンパ球が主体である。
問14　結核結節でみられないのはどれか。
1. リード・ステルンベルグ巨細胞
2. 類上皮細胞
3. リンパ球
4. 乾酪壊死
問15　結核結節にみられないのはどれか。
1. 類上皮細胞　　2. 乾酪壊死巣
3. アショフ小体　4. ラングハンス型巨細胞

8. 免疫異常・アレルギー

問1　免疫反応の特徴として適切でないのはどれか。
1. 自己と非自己の識別　2. 抗原の記憶
3. 主役はBリンパ球　　4. 抗原抗体結合の特異性
問2　免疫について誤っている組合せはどれか。
1. 免疫学的記憶・・・免疫二次反応
2. 細胞性免疫・・・・結核
3. 先天性免疫不全・・エイズ
4. I型アレルギー・・気管支喘息
問3　マクロファージの役割で正しいのはどれか。
1. 自己・非自己の認識　2. 抗原情報の提示
3. 免疫グロブリンの産生　4. リンホカインの放出
問4　自己免疫異常による疾患はどれか。
1. 全身性エリテマトーデス
2. 後天性免疫不全症候群
3. 播種性血管内凝固症候群
4. 全身性炎症反応症候群
問5　自己免疫疾患とその障害臓器との組合せで誤っているのはどれか。
1. 橋本病・・・・・・・・甲状腺
2. 悪性貧血・・・・・・・胃
3. 進行性全身性硬化症・・中枢神経
4. 全身性エリテマトーデス・・腎臓
問6　自己免疫疾患と合併病変との組合せで正しいのはどれか。
1. 全身性エリテマトーデス・・糸球体腎炎
2. 関節リウマチ・・・・・・内臓悪性腫瘍
3. 橋本病・・・・・・・・アフタ性口内炎
4. 進行性全身性硬化症・・・胆汁うっ滞
問7　免疫とアレルギーとに共通しない記述はどれか。
1. 二度目の暴露によって起こる。
2. 特定の抗原に対して反応する。
3. リンパ球が主役である。
4. 死に至る現象である。
問8　アレルギーの型と疾患との組合せで誤っているのはどれか。
1. I型・・花粉症
2. II型・・じんま疹
3. III型・・糸球体腎炎
4. IV型・・接触性皮膚炎
問9　アレルギー反応の型について正しい組合せはどれか。
1. I型反応・・アナフィラキシー型
2. II型反応・・アルサス型
3. III型反応・・細胞免疫型
4. IV型反応・・細胞障害型
問10　誤っている組合せはどれか。
1. ツベルクリン反応・・結核
2. 拒絶反応・・・・・・異型臓器移植
3. 免疫グロブリン・・・細胞性免疫
4. 自己免疫疾患・・・・橋本病

9. 腫瘍

問1　発がん因子として適切でないのはどれか。
1. 赤外線　　　2. ダイオキシン
3. アスベスト　4. EBウィルス
問2　腫瘍に属さないのはどれか。
1. 腺腫　　2. カルチノイド
3. 肉芽腫　4. ホジキン病
問3　非上皮性腫瘍に属するのはどれか。
1. 乳頭腫　2. 腺腫　3. 腺癌　4. 線維腫
問4　腫瘍の良性・悪性を判定するための所見として適切でないのはどれか。
1. 腫瘍病変境界の性状　　2. 転移の有無
3. 核分裂像の頻度　　　　4. 蜂窩状構造の有無
問5　悪性腫瘍について正しいのはどれか。
1. 増殖が遅い。　　2. 転移する。
3. 膨張性発育をする。　4. 異型性が弱い。
問6　悪性腫瘍細胞の特徴として誤っている記述はどれか。
1. 核分裂像が多い。
2. 細胞質に対する核の面積比（N／C比）が小さい。
3. 極性を欠く。
4. 核小体が明瞭である。
問7　悪性腫瘍の特徴として誤っているのはどれか。

1. 浸潤性発育を示す。　2. 境界が明瞭である。
3. 転移を起こす。　4. 出血壊死を伴う。
問8　組織学的悪性度の評価で重要性が最も低いのはどれか。
1. 成熟度　2. 間質量　3. 核分裂像　4. 核異型
問9　腫瘍について正しい記述はどれか。
1. 非上皮性腫瘍は蜂巣構造を示す。
2. 上皮性腫瘍は実質と間質との境界が不鮮明である。
3. 悪性腫瘍は異型性が強い。
4. 良性腫瘍は浸潤性に発育する。
問10　腫瘍の間質について誤っている記述はどれか。
1. 肝細胞癌の間質は毛細血管からなる。
2. 硬性癌には膠原線維が多い。
3. 肉腫では腫瘍細胞と間質の境界が明瞭である。
4. 浸潤性発育を示すのは悪性腫瘍である。
問11　腫瘍について正しい記述はどれか。
1. 線維腫は悪性非上皮性腫瘍である。
2. 乳頭腫は良性非上皮性腫瘍である。
3. 血管肉腫は悪性上皮性腫瘍である。
4. 腺腫は良性上皮性腫瘍である。
問12　腫瘍とその好発部位との組合せで正しいのはどれか。
1. 嚢胞腺腫・・・卵巣　2. 乳頭腫・・肝臓
3. 扁平上皮癌・・大腸　4. 腺癌・・・膀胱
問13　腫瘍とその好発部位との組合せで誤っているのはどれか。
1. 乳頭腫・・・膀胱　2. 腺腫・・・大腸
3. 横紋筋腫・・子宮　4. 脂肪腫・・皮下組織
問14　腺癌の好発部位として誤っているのはどれか。
1. 肺　2. 胃　3. 結腸　4. 子宮腟部
問15　胃癌の転移と関係ないのはどれか。
1. クルーケンベルグ　2. リード・ステルンベルグ
3. シュニッツラー　4. ウィルヒョウ
問16　上皮内癌が発生する部位はどれか。
1. 胃　2. 結腸　3. 胆嚢　4. 子宮腟部
問17　男性より女性に多い癌はどれか。
1. 膵臓癌　2. 胆嚢癌　3. 肝臓癌　4. 食道癌
問18　小児に好発する腫瘍でないのはどれか。
1. 神経芽腫　2. 髄膜腫　3. 骨肉腫　4. 白血病
問19　肝臓の悪性腫瘍で誤っている記述はどれか。
1. 転移性腫瘍が多い。
2. 原発性腫瘍の大部分は肝細胞癌である。
3. 中心性壊死は肝細胞癌の特徴である。
4. 日本人の肝細胞癌の大部分はC型肝炎ウイルスの持続感染がある。
問20　我が国における最近のがん死亡統計について正しい記述はどれか。
1. 男性死亡者数は肝がんが最も多い。
2. 女性死亡者数は乳がんが最も多い。
3. 肺がん死亡者数は増加している。
4. 大腸がん死亡者数は減少している。
問21　ウイルスが原因となる腫瘍はどれか。
1. ウィルムス腫瘍　2. 成人T細胞白血病
3. 移行上皮癌　4. ユーイング肉腫
問22　ウイルスが関与しない腫瘍はどれか。
1. 腎癌　2. 肝細胞癌
3. 成人T細胞白血病　4. バーキットリンパ腫
問23　腫瘍の壊死によって引き起こされる病態はどれか。
1. 発熱　2. 悪液質　3. 免疫異常　4. 内分泌異常
問24　腫瘍マーカーはどれか。
1. αフェトプロテイン　2. 組織適合抗原
3. ヒスタミン　4. シクロオキシゲナーゼ

10．先天性異常

問1　遺伝する疾患はどれか。
1. ダウン症候群　2. 進行性筋ジストロフィー症
3. 猫鳴き症候群　4. アザラシ肢症
問2　常染色体優性遺伝について誤っているのはどれか。
1. 子供に疾患が出現する確率は50％である。
2. どの世代にも患者が出現する。
3. 男女同数に発症する。
4. 保因者がみられる。
問3　胎児の異常と原因との組合せで正しいのはどれか。
1. ターナー症候群・・・・・・・常染色体異常
2. 胎児性水俣病・・・・・・・・無機水銀
3. クラインフェルター症候群・・ウイルス感染
4. アザラシ肢症・・・・・・・・サリドマイド
問4　疾患と染色体異常との組合せで正しいのはどれか。
1. クラインフェルター症候群・・XO
2. ターナー症候群・・・・・・・XXY
3. 慢性骨髄性白血病・・・・・・フィラデルフィア染色体
4. ダウン症候群・・・・・・・・G 22トリソミー
問5　染色体核型が45Xとして表現される疾患はどれか。
1. ターナー症候群　2. クラインフェルター症候群
3. ダウン症候群　4. 猫鳴き症候群

11．運動器の病理

※出題なし

あん摩マッサージ指圧師国家試験問題

1．病理学の基礎
※出題なし

2．疾病の一般
問1 自覚症状でないのはどれか。
1．耳鳴り　2．頭痛　3．かゆみ　4．高熱

問2 局所性疾患に分類されるのはどれか。
1．敗血症　2．アミロイドーシス
3．骨折　4．糖尿病

問3 疾患の分類において局所性疾患に属するのはどれか。
1．敗血症　2．腺種　3．川崎病　4．糖尿病

問4 疾患とその合併症（続発症）との組合せで適切でないのはどれか。
1．糖尿病・・・・網膜症
2．動脈硬化症・・心筋梗塞
3．高血圧症・・・眼底出血
4．痛風・・・・・アミロイドーシス

問5 誤っている組合せはどれか。
1．エイズ・・・・・・後天性免疫不全症候群
2．ジフテリア・・・・偽膜性咽頭炎
3．特異性炎・・・・・梅毒
4．遅延型アレルギー・・気管支喘息

問6 生活習慣病に属さないのはどれか。
1．糖尿病　2．肺癌
3．気管支喘息　4．脳血管障害

3．病因
問1 病因のうち外因に属するのはどれか。
1．素因　2．遺伝　3．感染　4．免疫

問2 病因のうち内因に属するのはどれか。
1．遺伝的要因　2．社会環境
3．感染微生物　4．栄養物質

問3 正しいのはどれか。
1．加齢は動脈硬化の素因ではない。
2．女性は骨粗しょう症にかかりにくい。
3．日本人は西洋人と比較して大腸癌と乳癌とが多い。
4．臓器によって疾病に対する抵抗力が異なる。

問4 小児の発疹性疾患で病原体が解明されていないのはどれか。
1．伝染性紅斑　2．川崎病　3．猩紅熱　4．手足口病

問5 女性に多い疾患はどれか。
1．進行性筋ジストロフィー症
2．全身性エリテマトーデス
3．血友病
4．肺癌

問6 老年期に発生率が最も高くなるのはどれか。
1．子宮頸癌　2．乳癌　3．前立腺癌　4．甲状腺癌

問7 ホルモンとその分泌低下症との組合せで誤っているのはどれか。
1．サイロキシン・・・シモンズ病
2．パラソルモン・・・テタニー
3．抗利尿ホルモン・・尿崩症
4．インスリン・・・・糖尿病

問8 正しい組合せはどれか。
1．下垂体後葉・・小人症
2．上皮小体・・・クレチン病
3．副腎髄質・・・クッシング症候群
4．甲状腺・・・・粘液水腫

問9 疾患とホルモンの組合せで誤っているのはどれか。
1．尿崩症・・・・バゾプレッシン
2．クッシング病・・副腎皮質刺激ホルモン
3．バセドウ病・・・甲状腺ホルモン
4．褐色細胞腫・・・アルドステロン

問10 ビタミンとその欠乏症との組合せで誤っているのはどれか。
1．ニコチン酸・・・末梢神経炎
2．ビタミンB₁₂・・・悪性貧血
3．ビタミンC・・・メルレル・バロウ病
4．ビタミンK・・・新生児出血傾向

問11 ビタミンについて正しい記述はどれか。
1．ビタミンAは水溶性である。
2．ビタミンEは血中カルシウム値の維持に関与する。
3．ビタミンKの欠乏によって悪性貧血が発症する。
4．ビタミンCは体内で合成できない。

問12 放射線障害を受けやすい組織はどれか。
1．肝臓　2．腎臓　3．骨髄　4．筋肉

問13 スピロヘータが原因で起こる疾患はどれか。
1．結核　2．梅毒　3．エイズ　4．淋病

問14 ウイルス性疾患はどれか。
1．ワイル病　2．B型肝炎
3．トラコーマ　4．発疹チフス

問15 ウイルス感染による疾患はどれか。
1．慢性骨髄性白血病　2．エイズ
3．横紋筋肉腫　4．大葉性肺炎

問16 向神経ウイルスでないのはどれか。
1．麻疹ウイルス　2．狂犬病ウイルス
3．ポリオウイルス　4．サイトメガロウイルス

問17 疾患と原因との組合せで誤っているのはどれか。
1．薬剤耐性感染症・・・MRSA
2．つつが虫病・・・・・リケッチア

3. マラリア・・・・・ウイルス
4. アメーバ赤痢・・・原虫

問18 疾患と原因との組合せで誤っているのはどれか。
1. エイズ・・・・・ウイルス
2. イタイイタイ病・・有機水銀中毒
3. 尿崩症・・・・・下垂体後葉障害
4. カンジダ症・・・・真菌

問19 再感染しやすい疾患はどれか。
1. インフルエンザ　　2. 麻疹
3. 水痘　　　　　　4. 流行性耳下腺炎

問20 小児発疹性疾患で病原体がいまだ特定されていないのはどれか。
1. 風疹　2. 水痘　3. 手足口病　4. 川崎病

問21 病原因子と疾患との組合せで誤っているのはどれか。
1. クロストリジウム・偽膜性腸炎
2. プリオン・・・・・クロイツフェルト・ヤコブ病
3. ヘリコバクター・ピロリ・・・胃・十二指腸潰瘍
4. クラミジア・・・梅毒

問22 医原性の薬剤障害で誤っている組合せはどれか。
1. ペニシリン・・・・・・肺線維症
2. サリドマイド・・・・・アザラシ肢症
3. ストレプトマイシン・・聴覚障害
4. キノホルム・・・・・スモン

問23 日和見感染症として誤っているのはどれか。
1. カリニ肺炎　　2. 食道カンジダ症
3. B型肝炎　　　4. サイトメガロウイルス感染症

問24 エイズについて正しい記述はどれか。
1. リケッチアの感染によって発症する。
2. 先天性の免疫不全症である。
3. T細胞が増加する。
4. 症状が進行するとニューモシスチス肺炎を起こす。

4．循環障害／血液とリンパ、および関連するもの

問1 神経性貧血をきたす疾患はどれか。
1. レイノー病　　2. 心筋梗塞
3. バージャー病　4. 結節性多発性動脈炎

問2 栓子の発生原因と、それによって起こる塞栓症の発生部位との組合せで誤っているのはどれか。
1. 大腿静脈血栓・・・・・肝臓
2. 腹部大動脈瘤内血栓・・足指
3. 下肢複雑骨折・・・・・肺
4. 潜水病・・・・・・・脳

問3 血栓を形成する条件として適切でないのはどれか。

1. 血管壁の障害　　2. 血流速度の低下
3. 血液粘度の増加　4. 血液量の増加

問4 血栓を起こしやすい疾患でないのはどれか。
1. 壊血病　　2. 悪性腫瘍
3. 敗血症　　4. 熱傷

問5 大腿動脈の血栓症に際して下肢の示す所見で適切でないのはどれか。
1. 膝窩に脈を触れない。
2. チアノーゼを呈する。
3. 皮膚温は低下している。
4. 周径が小さくなっている。

問6 塞栓症について誤っている記述はどれか。
1. 血液に溶解しない物質が小血管に閉塞した状態である。
2. 最も多いのは脂肪塞栓症である。
3. 動脈性塞栓症は脳に生じやすい。
4. 局所の変性壊死の原因になる。

問7 貧血性梗塞を起こしやすい臓器でないのはどれか。
1. 心臓　2. 肺　3. 腎臓　4. 脳

問8 肺からの出血に最も関連のある症状はどれか。
1. 吐血　2. 喀血　3. 下血　4. 血尿

問9 皮膚の循環障害とその症状との組合せで誤っているのはどれか。
1. 充血・・・・・温かく拍動性である。
2. うっ血・・・・チアノーゼでむくむ。
3. 出血性素因・・軽い打撲で出血する。
4. 虚血・・・・・しわが消えて硬くなる。

問10 循環障害について正しい記述はどれか。
1. 漏出性出血は血管の破綻による。
2. 胃からの出血を喀血という。
3. 脳軟化症は脳梗塞の結果である。
4. 赤色血栓は白血球が多い。

問11 出血と原因との組合せで誤っているのはどれか。
1. 脳出血・・・・・高血圧
2. クモ膜下出血・・脳動脈瘤
3. 喀血・・・・・肝硬変
4. 吐血・・・・・・胃潰瘍

問12 タール便の原因疾患として最も考えられるのはどれか。
1. 十二指腸潰瘍　　2. 潰瘍性大腸炎
3. 直腸癌　　　　　4. 痔

問13 出血性素質をきたすのはどれか。
1. ビタミンA欠乏症　2. ビタミンB欠乏症
3. ビタミンD欠乏症　4. ビタミンK欠乏症

問14 関連の少ない組合せはどれか。
1. 狭心症・・敗血症　　2. 動脈瘤・・梅毒
3. 川崎病・・血管炎　　4. 多臓器不全・・ショック

問15 門脈圧亢進症状として誤っているのはどれか。
1. 腹水　　　2. 肺うっ血
3. 食道静脈瘤　4. メズサの頭

問16 浮腫の成因として最も関連の低いのはどれか。
1. 血小板減少症　　2. 低アルブミン血症
3. うっ血性心不全　4. ネフローゼ症候群

問17 水腫の発生要因でないのはどれか。
1. 高蛋白血症　　2. うっ血
3. 細静脈内皮の障害　4. リンパ液のうっ滞

問18 浮腫（水腫）のみられる疾患とその原因との組合せで正しいのはどれか。
1. ネフローゼ・・血管透過性亢進
2. 虫刺され・・・血漿膠質浸透圧低下
3. 心不全・・・・毛細血管内圧上昇
4. 熱傷・・・・・リンパ管閉塞

問19 ショックの原因に最もなりにくいのはどれか。
1. 熱傷　　2. 心筋梗塞
3. 敗血症　4. 急性糸球体腎炎

5. 退行性病変／代謝障害

問1 脂質代謝異常に基づく疾患はどれか。
1. アテローム硬化症　2. アミロイドーシス
3. 痛風　　　　　　4. 尿毒症

問2 脂質代謝異常に起因する疾患はどれか。
1. 粥状動脈硬化症　　2. 糖尿病
3. アミロイドーシス　4. 痛風

問3 代謝疾患と病因との組合せで誤っているのはどれか。
1. 脂肪肝・・・・・・アルコール過剰摂取
2. 粥状硬化症・・・・コレステロール沈着
3. 糖尿病・・・・・・インスリン分泌異常
4. アミロイドーシス・・グリコーゲン代謝異常

問4 病態について正しい組合せはどれか。
1. 溶血・・・・直接ビリルビン
2. 胆石・・・・尿酸
3. 心筋梗塞・・壊死
4. 脂肪肝・・・萎縮

問5 赤血球に由来しない色素はどれか。
1. ヘモジデリン　2. ヘマトイジン
3. ビリルビン　　4. メラニン

問6 糖尿病の合併症として適切でないのはどれか。
1. 網膜症　　2. 動脈硬化症
3. 腎症　　　4. 肝硬変

問7 インスリン依存型糖尿病の特徴として適切でないのはどれか。
1. 若年発症が多い。
2. 肥満型が多い。
3. 治療にインスリン注射が必要である。
4. 膵ランゲルハンス島β細胞の破壊による。

問8 誤っている組合せはどれか。
1. 糖尿病・・・・・インスリン欠乏
2. 心筋梗塞・・・・冠状動脈硬化
3. アミロイドーシス・・脂肪代謝異常
4. 胆石・・・・・・コレステリン

問9 黄疸の発生原因として適切でないのはどれか。
1. 胆嚢内結石　　2. 膵頭部癌
3. ウイルス性肝炎　4. 不適合輸血

問10 溶血性黄疸はどれか。
1. 新生児黄疸　　　2. C型肝炎による黄疸
3. 胆石症による黄疸　4. 膵頭部癌による黄疸

問11 加齢に伴い増加するのはどれか。
1. 血清アルブミン　2. エストロゲン
3. コレステロール　4. アルドステロン

問12 加齢に伴う変化で誤っているのはどれか。
1. 臓器の実質細胞数の減少　2. 間質組織の硬化
3. 軟骨・骨組織の再生　　　4. 消耗色素の蓄積

問13 加齢による骨萎縮が早く高度に出現するのはどれか。
1. 上腕骨　2. 頸椎　3. 腰椎　4. 脛骨

問14 老化の徴候として誤っているのはどれか。
1. 大脳皮質の萎縮　2. 骨格筋の萎縮
3. 骨の萎縮　　　　4. 汗腺の萎縮

問15 皮膚機能として老化の影響を最も受けにくいのはどれか。
1. 表皮のターンオーバー
2. 角質層のバリアー機能
3. 角質層の水分含有状態
4. 皮膚血流量

問16 死の判定に含まれない因子はどれか。
1. 心拍動　　2. 眼球運動
3. 呼吸運動　4. 中枢神経機能

問17 計画された細胞死を何というか。
1. アミロイドーシス　2. アポトーシス
3. リピドーシス　　　4. ヘモクロマトーシス

6. 進行性病変／活動性病変

問1 肥大の分類として誤っているのはどれか。
1. 代償性肥大　2. 労働性肥大
3. 仮性肥大　　4. 補腔性肥大

問2 部分切除で代償性肥大を起こすのはどれか。
1. 肺臓　2. 肝臓　3. 脾臓　4. 膵臓

問3 左心室肥大をきたす疾患はどれか。
1. 三尖弁閉鎖不全症　2. 肺動脈弁狭窄症
3. 僧帽弁狭窄症　　　4. 大動脈弁狭窄症

問4 肥大と増殖について誤っている記述はどれか。
1. 肥大は個々の細胞の容積が増す。
2. 増殖は個々の細胞の数が増す。
3. 労働性肥大は筋組織で起こりやすい。

4. 代償性肥大は神経組織で起こりやすい。
問5 再生能力が最も低い組織はどれか。
1. 末梢神経　2. 皮膚　3. 軟骨　4. 心筋
問6 完全再生するのはどれか。
1. びらん　2. 褥瘡　3. 挫傷　4. 骨折
問7 再生しないのはどれか。
1. 線維芽細胞　　2. 血管内皮細胞
3. 骨組織　　　　4. 神経細胞
問8 再生能力が最も強いのはどれか。
1. 横紋筋線維　　2. 平滑筋線維
3. 神経線維　　　4. 神経細胞
問9 不完全再生が行われるのはどれか。
1. 神経膠組織　2. 胃粘膜　3. 心筋　4. 子宮内膜
問10 移植までの保存可能期間が最も長い臓器はどれか。
1. 心臓　2. 肺　3. 肝臓　4. 腎臓
問11 第1次治癒で治るのはどれか。
1. 切創　2. 挫傷　3. 褥瘡　4. 第3度熱傷
問12 肉芽組織の構成要素でないのはどれか。
1. 線維芽細胞　　2. 毛細血管
3. 貪食細胞　　　4. 再生上皮
問13 肉芽組織の構成成分でないのはどれか。
1. 上皮細胞　　　2. 貪食細胞
3. 血管内皮細胞　4. 線維芽細胞
問14 拒絶反応が最も起こりやすいのはどれか。
1. 自家移植　　　2. 同系移植
3. 同種移植　　　4. 異種移植
問15 組織内異物の処理方法として適切でないのはどれか。
1. 排除　2. 器質化　3. 被包　4. 変質
問16 組織内異物の処理法として誤っているのはどれか。
1. 排除　2. 器質化　3. 被包　4. 再生

7．炎症

問1 炎症と関係のないのはどれか。
1. 腫脹　2. 発熱　3. 肥大　4. 疼痛
問2 急性炎症の全身症状として適切でないのはどれか。
1. 発熱　　　　　2. 血圧上昇
3. ＣＲＰ上昇　　4. 好中球増多
問3 急性炎症の局所に最初に起こる現象はどれか。
1. 好中球浸潤　　2. 漿液性滲出
3. 線維素滲出　　4. リンパ球浸潤
問4 炎症の化学的介助物質はどれか。
1. サイロキシン　2. ヒスタミン
3. トロンビン　　4. レニン
問5 急性炎症でないのはどれか。
1. 漿液性炎　　　2. 化膿性炎
3. 壊死性炎　　　4. 肉芽腫性炎
問6 皮膚の疾患と炎症の型との組合せで誤っているのはどれか。
1. 靴ずれ（まめ）・・壊疽性炎
2. 面疔・・・・・・化膿性炎
3. ひょう疽・・・・蜂窩織炎（蜂巣織炎）
4. じんま疹・・・・漿液性炎
問7 化膿性炎はどれか。
1. 結核　　　　　2. ジフテリア
3. ひょう疽　　　4. 関節リウマチ
問8 化膿性炎の滲出物中に最も多く含まれている細胞はどれか。
1. リンパ球　　　2. 形質細胞
3. マクロファージ　4. 好中球
問9 伝染性膿痂疹について正しい記述はどれか。
1. 緑膿菌感染が原因となる。
2. びらんを生じやすい。
3. 瘢痕を残し治癒する。
4. 再発しない。
問10 肉芽腫を形成しないのはどれか。
1. 結核　2. 梅毒
3. 淋病　4. ハンセン病
問11 肉芽腫を形成しない疾患はどれか。
1. 真菌症　　　　2. サルコイドーシス
3. ハンセン病　　4. 肝硬変
問12 腸管の肉芽腫性炎に属するのはどれか。
1. クローン病　　2. 偽膜性大腸炎
3. 潰瘍性大腸炎　4. 細菌性赤痢
問13 肺結核症について誤っている記述はどれか。
1. 粟粒結核は結核菌のリンパ行性散布によって起こる。
2. 初感染後、ツベルクリン反応が陽転する。
3. 結核結節は乾酪壊死を伴った肉芽腫形成を特徴とする。
4. 自然感染は飛沫感染によって起こる。
問14 乾酪性壊死を伴う肉芽腫が特徴的な疾患はどれか。
1. ハンセン病　　2. サルコイドーシス
3. 結核　　　　　4. クローン病

8．免疫異常・アレルギー

問1 免疫担当細胞でないのはどれか。
1. リンパ球　　2. 形質細胞
3. 骨髄芽球　　4. マクロファージ
問2 免疫担当細胞と免疫反応との組合せで誤っているのはどれか。
1. Ｔ細胞・・・・・・・細胞性免疫
2. 好酸球・・・・・・・アレルギー反応
3. 形質細胞・・・・・・抗体産生

4．ナチュラルキラー細胞‥免疫寛容
問3　生体防御におけるマクロファージの役割でないのはどれか。
1．貪食
2．免疫グロブリンの産生
3．サイトカインの放出
4．抗原情報の提示
問4　免疫グロブリンの特徴として正しい記述はどれか。
1．IgMは血中免疫グロブリンの大部分を占める。
2．IgGは粘液中に最も多く存在する。
3．IgAは感染の初期に現れる。
4．IgEは花粉症の主役である。
問5　免疫不全をきたすおそれのあるのはどれか。
1．ガンマ線　2．紫外線　3．赤外線　4．超短波
問6　自己免疫疾患でないのはどれか。
1．橋本病　　　　　　2．花粉症
3．全身性エリテマトーデス　4．慢性関節リウマチ
問7　自己免疫疾患でないのはどれか。
1．多発性筋炎　2．橋本病
3．2型糖尿病　4．シェーグレン症候群
問8　自己免疫疾患でないのはどれか。
1．関節リウマチ　　2．シェーグレン症候群
3．ターナー症候群　4．全身性エリテマトーデス
問9　自己免疫疾患と最も関連の低いのはどれか。
1．全身性エリテマトーデス　2．関節リウマチ
3．骨軟化症　　　　　　　　4．多発性筋炎
問10　自己免疫異常による疾患でないのはどれか。
1．全身性エリテマトーデス
2．関節リウマチ
3．クロイツフェルト・ヤコブ病
4．原発性胆汁性肝硬変症
問11　アレルギー反応の分類とその関連疾患との組合せで誤っているのはどれか。
1．Ⅰ型アレルギー‥アレルギー性鼻炎
2．Ⅱ型アレルギー‥グッドパスチャー症候群
3．Ⅲ型アレルギー‥急性糸球体腎炎
4．Ⅳ型アレルギー‥気管支喘息
問12　Ⅰ型アレルギーに含まれない疾患はどれか。
1．気管支喘息　　　　2．(慢性)関節リウマチ
3．ペニシリンショック　4．花粉症
問13　ツベルクリン反応に直接関与しないのはどれか。
1．Tリンパ球　　　2．マクロファージ
3．免疫グロブリン　4．結核菌体成分

9．腫瘍

問1　腫瘍に含まれないのはどれか。
1．筋腫　2．骨腫　3．リンパ腫　4．脾腫

問2　腺腫の好発部位はどれか。
1．肝臓　2．腎臓　3．大腸　4．前立腺
問3　癌の発生頻度の低いのはどれか。
1．十二指腸　2．空腸　3．結腸　4．直腸
問4　腫瘍について正しい記述はどれか。
1．良性腫瘍は境界不明瞭である。
2．悪性上皮性腫瘍を癌腫と呼ぶ。
3．良性腫瘍は転移をする。
4．悪性腫瘍は膨張性発育をする。
問5　腫瘍の組織構造について正しい記述はどれか。
1．腫瘍は実質と間質とからなる。
2．良性腫瘍は発生母組織と類似しない。
3．悪性腫瘍は異型が少ない。
4．非上皮性腫瘍では実質が蜂巣を形成する。
問6　腫瘍について誤っている記述はどれか。
1．蜂巣構造は上皮性腫瘍にみられる。
2．腫瘍周囲の組織には萎縮がみられる。
3．早期癌は粘膜内癌である。
4．腫瘍細胞の大小不同は細胞分裂の異常による。
問7　腫瘍について正しい記述はどれか。
1．上皮性悪性腫瘍を肉腫という。
2．癌腫は実質細胞が蜂巣を形成する。
3．肉腫はリンパ行性に転移しやすい。
4．肉腫は高齢者に好発する。
問8　腫瘍が転移しにくい器官はどれか。
1．肝臓　2．肺臓　3．骨髄　4．心臓
問9　上皮性腫瘍に属するのはどれか。
1．血管腫　2．脂肪腫　3．平滑筋腫　4．腺腫
問10　良性腫瘍に多くみられるのはどれか。
1．細胞分裂像　2．浸潤性発育
3．分化傾向　　4．転移
問11　悪性腫瘍に属するのはどれか。
1．白血病　2．軟骨腫　3．脂肪腫　4．神経鞘腫
問12　扁平上皮癌の好発部位として誤っているのはどれか。
1．食道　2．肺　3．子宮体部　4．子宮腟部
問13　次の小児の悪性腫瘍で最も頻度の高いのはどれか。
1．髄芽腫　2．神経芽腫　3．肝芽腫　4．腎芽腫
問14　女性に多い癌はどれか。
1．喉頭癌　2．甲状腺癌　3．食道癌　4．肺癌
問15　男性に比べて女性に高頻度に発生するのはどれか。
1．膵癌　　　　2．肝細胞癌
3．甲状腺癌　　4．食道癌
問16　遺伝が関与する腫瘍はどれか。
1．膀胱癌　　　　　2．胆囊癌
3．ウィルムス腫瘍　4．ユーイング肉腫
問17　我が国のがん統計について誤っている記述は

どれか。
1. 男性がん死亡率は肺癌が最も高い。
2. 女性がん死亡率は子宮癌が最も高い。
3. 前立腺癌罹患率は増加傾向にある。
4. 乳癌罹患率は増加傾向にある。

問18 近年、我が国で死亡者数が減少している悪性新生物の発生臓器はどれか。
1. 肺　　2. 乳房　　3. 胃　　4. 大腸

10．先天性異常

問1 奇形が起こりやすい妊娠時期はどれか。
1. 3か月頃　　2. 5か月頃
3. 7か月頃　　4. 9か月頃

問2 奇形が最も起こりやすい妊娠時期はどれか。
1. 3か月頃　　2. 5か月頃
3. 7か月頃　　4. 9か月頃

問3 奇形の原因となりにくいのはどれか。
1. 染色体異常　　2. ウイルス感染
3. ビタミンC　　4. 放射線照射

問4 催奇形因子として最も関連の低いのはどれか。
1. 風疹　　2. 糖尿病
3. ダイオキシン　　4. ビタミンC

問5 胎内感染が奇形の原因とならないのはどれか。
1．B型肝炎ウイルス　　2．風疹ウイルス
3．トキソプラズマ　　4．サイトメガロウイルス

問6 伴性遺伝をする先天性疾患はどれか。
1. ダウン症候群　　2. ターナー症候群
3. マルファン症候群　　4. 血友病

問7 先天性異常で染色体異常でないのはどれか。
1. ダウン症候群　　2. アザラシ肢症
3. クラインフェルター症候群　　4. ターナー症候群

11．運動器の病理
※出題なし

柔道整復師国家試験問題

1．病理学の基礎

問1 光学顕微鏡で観察するときの病理標本の厚さはどれか。
1．3〜5cm　　2．3〜5mm
3．3〜5μm　　4．3〜5nm

問2 ヘマトキシリン・エオジン染色で、核が染色される色はどれか。
1．赤色　2．黄色　3．青藍色　4．黒色

問3 病理組織標本作製における一般染色はどれか。
1．ワンギーソン染色
2．コンゴー赤染色
3．チール・ネルゼン染色
4．ヘマトキシリン・エオジン（HE）染色

問4 一般細菌の染色法はどれか。
1．グロコット染色
2．チール・ネルゼン染色
3．グラム染色
4．ワンギーソン染色

問5 結核菌の検出に適する染色法はどれか。
1．ヘマトキシリン・エオジン（HE）染色
2．アザン・マロリー染色
3．ムチカルミン染色
4．チール・ネルゼン染色

問6 グロコット染色で黒色に染まるのはどれか。
1．結核菌　2．大腸菌　3．真菌　4．ブドウ球菌

2．疾病の一般

問1 疾病の分類で対応しない組合せはどれか。
1．限局性・・全身性
2．器質性・・機能性
3．急性・・・慢性
4．遺伝性・・続発性

問2 後天性疾患はどれか。
1．ファロー四徴症　　2．フェニルケトン尿症
3．ダウン症候群　　4．アルツハイマー病

問3 自覚症状でないのはどれか。
1．白血球増多　2．倦怠　3．悪心　4．熱感

問4 他覚症状でないのはどれか。
1．赤沈亢進　2．悪心
3．白血球減少　4．脾腫

問5 他覚症状はどれか。
1．疼痛　2．肝腫　3．悪心　4．倦怠

問6 他覚症状はどれか。2つ選べ。
1．めまい　2．白血球増多
3．肝腫　4．悪心

問7 誤っている組合せはどれか。
1．循環障害・・・心筋梗塞
2．炎症・・・・・結核
3．進行性病変・・塞栓症
4．退行性病変・・アルツハイマー病

問8 先進国と比較して開発途上国で死亡率が高いのはどれか。
1．心筋梗塞　　2．糖尿病
3．大腸癌　　4．結核

3．病因

問1 病因のうち内因でないのはどれか。
1．免疫　2．感染　3．遺伝　4．年齢

問2 年齢層と罹患しやすい疾患との組合せで誤っているのはどれか。
1．周産期・新生児期・・肺硝子膜症
2．乳児期〜小児期・・・水痘
3．成長期・・・・・・・骨粗鬆症
4．壮年期・・・・・・・動脈硬化症

問3 外因で誤っている組合せはどれか。
1．単純ヘルペスウイルス・・子宮頚癌
2．放射線・・・・・・・・・白血病
3．アルコール飲料・・・・・慢性膵炎
4．アスベスト・・・・・・・悪性中皮腫

問4 女性より男性に頻度の高い疾患はどれか。
1．胃癌　　2．鉄欠乏性貧血
3．骨粗鬆症　4．全身性エリテマトーデス

問5 小児に少ないのはどれか。
1．肝芽腫　　2．ウイルムス腫瘍
3．髄芽腫　　4．グラヴィッツ腫瘍

問6 外因で誤っている組合せはどれか。
1．潜函病・・・・・・血栓
2．一酸化炭素中毒・・窒息
3．サリドマイド・・・アザラシ肢症
4．パラチオン・・・・神経毒

問7 潜函病の原因はどれか。
1．血栓塞栓　　2．空気塞栓
3．脂肪塞栓　　4．腫瘍塞栓

問8 物理的外因と病態との組合せで誤っているのはどれか。
1．機械的損傷・・挫滅症候群
2．高温・・・・・潜函病
3．放射線・・・・血小板減少
4．光線・・・・・色素沈着

問9 誤っている組合せはどれか。
1．コルチゾン・・・・クッシング症候群
2．甲状腺ホルモン・・バセドウ病
3．成長ホルモン・・・巨人症

4．インスリン・・・アジソン病

問10　分泌過剰で満月様顔貌、高血圧および多毛となるのはどれか。
1．コルチゾン　　　2．インスリン
3．成長ホルモン　　4．甲状腺ホルモン

問11　正しい組合せはどれか。
1．下垂体成長ホルモン亢進症・・・・・粘液水腫
2．甲状腺ホルモン低下症・バセドウ（Basedow）病
3．副腎髄質カテコールアミン亢進症・・巨人症
4．膵島インスリン低下症・・・・・・・糖尿病

問12　ビタミンC欠乏が原因で起こる疾患はどれか。
1．脚気　2．壊血病　3．夜盲症　4．悪性貧血

問13　環境ホルモン（内分泌撹乱物質）でないのはどれか。
1．ダイオキシン　　2．アスベスト
3．PCB　　　　　　4．DDT

問14　悪性貧血の原因として考えられるビタミンの欠乏はどれか。
1．ビタミンB_1　　　2．ビタミンB_2
3．ビタミンB_6　　　4．ビタミンB_{12}

問15　ビタミンB_{12}欠乏による疾患はどれか。
1．くる病　2．悪性貧血　3．夜盲症　4．壊血病

問16　誤っている組合せはどれか。
1．ビタミンA・・・壊血病
2．ビタミンB_1・・脚気
3．ビタミンB_{12}・・悪性貧血
4．ビタミンD・・・くる病

問17　壊血病に関係するのはどれか。
1．ビタミンA　　　2．ビタミンB_1
3．ビタミンC　　　4．ビタミンD

問18　ビタミン欠乏について誤っている組合せはどれか。
1．ビタミンA・・・夜盲症
2．ビタミンB_{12}・・悪性貧血
3．ビタミンC・・・メラー・バロウ病
4．ビタミンE・・・痛風

問19　誤っている組合せはどれか。
1．ビタミンB_{12}欠乏・・出血傾向
2．カルシウム不足・・・骨軟化症
3．銅代謝異常・・・・・ウィルソン（Wilson）病
4．蛋白質不足・・・・・飢餓浮腫

問20　誤っている組合せはどれか。
1．カドミウム・・・イタイイタイ病
2．ヒ素・・・・・・水俣病
3．キノホルム・・・スモン
4．サリドマイド・・アザラシ肢症

問21　第Ⅱ度熱傷の特徴はどれか。
1．炭化　　　　　2．潰瘍形成
3．発赤、紅斑　　4．水疱形成

問22　第Ⅲ度熱傷はどれか。
1．真皮血管拡張　　2．水疱形成
3．紅斑　　　　　　4．潰瘍形成

問23　放射線障害を受けやすいのはどれか。
1．脳　　2．筋肉　　3．腎　　4．卵巣

問24　放射線について正しいのはどれか。
a．エックス線は粒子線である。
b．骨髄は感受性が高い。
c．白血病の原因となる。
d．低増殖性の組織が強く障害される。
1．a、b　2．a、d　3．b、c　4．c、d

問25　誤っている組合せはどれか。
1．有機水銀・・・水俣病
2．ヒ素・・・・・四日市喘息
3．カドミウム・・イタイイタイ病
4．キノホルム・・スモン病

問26　石綿（アスベスト）を長期間吸入することで起こるのはどれか。
1．炭粉症　　　2．珪肺症
3．悪性中皮腫　4．骨軟化症

問27　原虫でないのはどれか。
1．クリプトコッカス　　2．赤痢アメーバ
3．膣トリコモナス　　　4．トキソプラズマ

問28　病原体が細菌である疾患はどれか。
1．マラリア　　2．麻疹
3．破傷風　　　4．発疹チフス

問29　肺アスペルギルス症の病原体はどれか。
1．ウイルス　　2．真菌
3．クラミジア　4．細菌

問30　病原体と疾患との組合せで誤っているのはどれか。
1．ウイルス・・・コレラ
2．真菌・・・・・カンジダ症
3．リケッチア・・ツツガムシ病
4．原虫・・・・・アメーバ赤痢

問31　外因と疾病の正しい組合せはどれか。
1．スピロヘータ・・結核
2．プリオン・・・・牛海綿状脳症（狂牛病）
3．リケッチア・・・麻疹
4．真菌・・・・・・トキソプラズマ症

問32　誤っている組合せはどれか。
1．梅毒・・・・・スピロヘータ
2．マラリア・・・原虫
3．トラコーマ・・クラミジア
4．ツツガムシ病・ウイルス

問33　ウイルス性疾患はどれか。
1．水痘　2．コレラ　3．ペスト　4．破傷風

問34　正しい組合せはどれか。
1．経皮感染・・・・・・結核

2. 経胎盤（母子）感染‥トキソプラズマ症
3. 接触感染‥‥‥‥赤痢
4. 経口感染‥‥‥‥百日咳

問35　ヒトパピローマウイルスが原因であるのはどれか。
1. 子宮頸部扁平上皮癌
2. バーキットリンパ腫
3. 成人T細胞白血病
4. 鼻咽頭癌

問36　AIDS（エイズ）でみられる感染症の原因で多いのはどれか。
a. MRSA　　b. ニューモシスチス・カリニ
c. カンジダ　d. 緑膿菌
1. a, b　　2. a, d　　3. b, c　　4. c, d

問37　後天性免疫不全症候群（AIDS）で正しいのはどれか。
1. 輸血では感染しない
2. 悪性腫瘍の要因とはならない
3. HCVの感染による
4. ヘルパーT細胞が減少する

問38　日和見感染症はどれか。
1. インフルエンザ　　2. マラリア
3. サルモネラ症　　　4. カンジダ症

問39　感染経路と疾患との組合せで誤っているのはどれか。
1. 経口感染‥‥腸チフス
2. 経皮感染‥‥日本脳炎
3. 経胎盤感染‥先天梅毒
4. 経気道感染‥赤痢

問40　菌交代現象が起こるのはどれか。
1. 複数菌の混合感染　2. 抗生物質の長期投与
3. 不顕性感染　　　　4. 経胎盤感染

問41　医原病でないのはどれか。
1. スモン（SMON）　　2. 放射線腸炎
3. アザラシ肢症　　　　4. 水俣病

4. 循環障害／血液とリンパ、および関連するもの

問1　充血について誤っているのはどれか。
1. 狭義では組織、臓器内に動脈血が充満した状態をいう。
2. 機能性、作業性、炎症性などに分類できる。
3. 充血部位は温度の上昇、拍動がみられ暗赤色調を呈する。
4. 消化時の消化管や筋運動時の当該筋にも生理的に起こる。

問2　動脈性充血でみられる局所の変化はどれか。
1. 萎縮　　　　2. 温度の上昇
3. チアノーゼ　4. 凝固壊死

問3　充血の原因とならないのはどれか。
1. 温熱　2. 擦過　3. 水腫　4. 感染

問4　うっ血でみられないのはどれか。
1. にくずく肝　　　2. 心臓病細胞
3. 下肢表在静脈拡張　4. 水腎症

問5　うっ血の組合せで誤っているのはどれか。
1. 肺‥心臓病細胞　　2. 肝‥にくずく肝
3. 脾‥サゴ脾　　　　4. 下肢‥静脈瘤

問6　うっ血と関係のない変化はどれか。
1. 心不全細胞　2. 水腎症
3. にくずく肝　4. メズサの頭

問7　誤っている組合せはどれか。
1. 肺うっ血…左心不全　　2. にくずく肝…肝硬変
3. 下肢のうっ血…妊娠　　4. 腹水…門脈圧亢進

問8　局所的循環障害について正しいのはどれか。
1. バージャー病は小動脈の一過性収縮による手指の阻血を起こす。
2. レイノー病は血栓性の動脈閉塞を起こす。
3. 充血は中小動脈が拡張し局所的に動脈血が増量する。
4. 潜函病は脂肪塞栓による。

問9　出血について誤っているのはどれか。
1. 出血とは血液の全成分が血管外に出ることである。
2. 血管の損傷による出血を破綻性出血という。
3. タール便は下部消化管からの出血を意味する。
4. 組織内に限局した出血塊を血腫という。

問10　出血について誤っているのはどれか。
1. 赤血球が血管外に出ることは出血の判断として重要である。
2. 出血のメカニズムは破綻性と漏出性とがある。
3. 漏出性出血は細菌毒素、ビタミンC欠乏、血小板の異常などで起こる。
4. 肺からの出血をメレナという。

問11　出血について誤っているのはどれか。
1. 動脈性は鮮紅色である。
2. 静脈性は動脈性に比較して緩徐である。
3. タール便は上部消化管出血を意味する。
4. 肺からの出血は吐血である。

問12　誤っている組合せはどれか。
1. 尿管結石‥‥血尿
2. 大腸炎‥‥‥下血
3. 結核‥‥‥‥吐血
4. 打撲‥‥‥‥紫斑

問13　循環障害について誤っているのはどれか。
1. アテローム性動脈硬化により冠状動脈が閉塞する。
2. 慢性肺うっ血が長期にわたると全身の浮腫が起こる。
3. 心不全では赤血球の還元ヘモグロビンが減少しチアノーゼを呈する。

4. 肝硬変では食道静脈瘤が形成される。

問14 血栓症の原因でないのはどれか。
1. リウマチ性心内膜炎　　2. 静脈瘤
3. 広範な熱傷　　　　　　4. 潰瘍性大腸炎

問15 誤っているのはどれか。
1. 塞栓は血流によって運ばれる異物である。
2. 血栓は生体の血管内血液凝固である。
3. 血小板血栓には赤血球が含まれる。
4. 梗塞は動脈の閉塞による虚血性壊死である。

問16 最も多い塞栓はどれか。
1. 腫瘍　　2. 血栓　　3. 空気　　4. 脂肪

問17 塞栓と梗塞について誤っているのはどれか。
1. 塞栓には血栓、腫瘍細胞塊、脂肪組織などがある。
2. 潜函病は塞栓が血栓の例である。
3. 塞栓が化膿菌のときには多発性膿瘍を生じやすい。
4. 梗塞には貧血性梗塞と出血性梗塞がある。

問18 梗塞が原因となるのはどれか。
1. 水頭症　2. 脳軟化症　3. 狭心性　4. 水腎症

問19 出血性梗塞を起こしやすいのはどれか。
1. 大脳　　2. 心臓　　3. 肺臓　　4. 腎臓

問20 高血圧症でみられる心筋の変化はどれか。
1. 過形成　　2. 肥大　　3. 再生　　4. 萎縮

問21 門脈圧亢進症の症状でないのはどれか。
1. うっ血性心不全　　2. 食道静脈瘤
3. 腹水　　　　　　　4. メズサの頭

問22 水症（浮腫）の原因とならないのはどれか。
1. 腎不全　　　　　　2. リンパ管のフィラリア原虫
3. 低タンパク血症　　4. 大量出血

問23 浮腫の原因で誤っている組合せはどれか。
1. 血管透過性の亢進・・炎症
2. 毛細血管圧の上昇・・鉄欠乏性貧血
3. 血漿蛋白質の低下・・ネフローゼ症候群
4. リンパ管の閉塞・・・フィラリア症

問24 浮腫の原因でないのはどれか。
1. ネフローゼ症侯群　　2. レイノー病
3. フィラリア症　　　　4. 低蛋白血症

問25 浮腫の成因でないのはどれか。
1. 毛細血管圧の上昇　　2. 動脈血流量の低下
3. 血管透過性の亢進　　4. 血漿蛋白量の低下

問26 浮腫の原因で誤っているのはどれか。
1. リンパ管の閉塞
2. 毛細血管壁の透過性亢進
3. 毛細血管内圧の低下
4. 血漿蛋白量の低下

問27 心不全でみられる浮腫の原因はどれか。
1. リンパ管の閉塞　　2. 動脈の拡張
3. ナトリウムの蓄積　4. 毛細血管内圧の亢進

問28 誤っている組合せはどれか。
1. 腎性浮腫・・・・・高蛋白血症

2. 下肢の慢性浮腫・・フィラリア症
3. 肺水腫・・・・・・左心不全
4. 炎症性浮腫・・・・血管透過性亢進

5．退行性病変／代謝障害

問1 正しい組合せはどれか。
1. 硝子滴変性・・・・・・浸透圧性ネフローゼ
2. 脂肪変性・・・・・・・四塩化炭素中毒
3. アミロイド変性・・・・悪性高血圧
4. フィブリノイド変性・・多発性骨髄腫

問2 誤っている組合せはどれか。
1. 無為萎縮・・・ギプス固定
2. 圧迫萎縮・・・胸腺退縮
3. 褐色萎縮・・・老化
4. 内分泌萎縮・・・乳腺

問3 誤っている組合せはどれか。
1. コルセット肝・・・・・圧迫萎縮
2. 筋萎縮性側索硬化症・・神経性萎縮
3. 思春期以降の胸腺・・・生理的萎縮
4. 骨折固定時の筋・・・・内分泌性萎縮

問4 正しい組合せはどれか。
1. 変性萎縮・・・長期間のギプス固定
2. 無為萎縮・・・進行性筋ジストロフィー
3. 圧迫萎縮・・・水腎症
4. 神経性萎縮・・急性黄色肝萎縮

問5 廃用性萎縮はどれか。
1. 老人の胸腺　　　　2. 水腎症
3. 動脈硬化性萎縮腎　4. ギプス固定後の運動筋

問6 褐色萎縮のみられる臓器はどれか。
a. 心臓　　b. 胃　　c. 腎臓　　d. 肝臓
1. a、b　2. a、d　3. b、c　4. c、d

問7 圧迫萎縮はどれか。
1. 長期間のギプス固定による四肢筋の萎縮
2. 水腎症による腎実質の萎縮
3. 成人期にみられる胸腺の萎縮
4. 腎動脈硬化症による腎の萎縮

問8 水腎症における萎縮はどれか。
1. 圧迫性萎縮　　2. 廃用性萎縮
3. 神経性萎縮　　4. 生理的萎縮

問9 壊死過程で細胞の自己融解にかかわるのはどれか。
1. ミトコンドリア
2. リソソーム（lysosome）
3. リボソーム（ribosome）
4. ゴルジ装置

問10 一次的な融解壊死はどれか。
1. 脳軟化　　　　　2. 心筋梗塞
3. 結核の乾酪化巣　4. 悪性腫瘍にみられる壊死巣

問11 正しい組合せはどれか。

1. 蒙古斑・・・・リポフスチン
2. 閉塞性黄疸・・ヘモジデリン
3. 青銅糖尿病・・ビリルビン
4. けい肺・・・・遊離ケイ酸

問12　消耗性色素はどれか。
1. ビリルビン　　2. メラニン
3. ヘモジデリン　4. リポフスチン

問13　閉塞性黄疸の原因として誤っているのはどれか。
1. 溶血性貧血　　　　2. 胆石症
3. 先天性胆道閉鎖症　4. 膵頭部癌

問14　胆管癌による黄疸はどれか。
1. 溶血性黄疸　　2. 肝細胞性黄疸
3. 核黄疸　　　　4. 閉塞性黄疸

問15　誤っている組合せはどれか。
1. 痛風・・・・・・・・高尿酸血症
2. 閉塞性黄疸・・・・・間接ビリルビン上昇
3. ヘモクロマトーシス・・ヘモジデリン沈着
4. 褐色萎縮・・・・・・リポフスチン沈着

問16　死後に生じる変化で誤っているのはどれか。
1. 体温低下　2. 黄疸　3. 関節硬直　4. 自己融解

問17　アポトーシスについて正しいのはどれか。
1. 壊死の別名である。
2. 細胞は膨化崩壊する。
3. 核は断片化する。
4. 炎症反応を伴う。

6．進行性病変／活動性病変

問1　生理的に再生を繰り返しているのはどれか。
1. 神経細胞　　2. 骨格筋細胞
3. 造血細胞　　4. 肝細胞

問2　生理的に再生を繰り返しているのはどれか。
1. 神経細胞　　2. 胃粘膜細胞
3. 心筋細胞　　4. 肝細胞

問3　常時生理的に再生しているのはどれか。
1. 肝細胞　2. 造血細胞　3. 神経細胞　4. 心筋細胞

問4　再生現象はどれか。
1. 脳軟化巣にみられる神経膠細胞の増殖
2. 火傷後のケロイド
3. 乳腺症にみられる腺房の増殖
4. 骨折後にみられる類骨細胞

問5　再生能力のないのはどれか。
1. 神経細胞　　2. 造血細胞
3. 肝細胞　　　4. 表皮細胞

問6　再生能力について正しいのはどれか。
1. 表皮細胞は肝細胞より高い。
2. 筋細胞は表皮細胞より高い。
3. 筋細胞は肝細胞より高い。
4. 神経細胞は表皮細胞より高い。

問7　異物の処理機序でないのはどれか。
1. 化生　2. 被包　3. 排除　4. 器質化

問8　組織内異物の処理でないのはどれか。
1. 排除　2. 器質化　3. 被包　4. 化生

問9　誤っている組合せはどれか。
1. 皮膚炎・・・・・・腺上皮化生
2. 子宮腟部びらん・・扁平上皮化生
3. 慢性胃炎・・・・・腸上皮化生
4. 膀胱結石・・・・・扁平上皮化生

問10　腸上皮化生がみられるのはどれか。
1. 気管支　2. 膀胱　3. 子宮　4. 胃

問11　正しいのはどれか。
1. 膀胱の移行上皮は扁平上皮に化生する。
2. 子宮頸部の円柱上皮は小腸上皮に化生する。
3. 胃粘膜上皮は移行上皮に化生する。
4. 気管支の円柱上皮は移行上皮に化生する。

問12　代償性肥大がみられるのはどれか。
1. 前立腺　2. 腎臓　3. 心臓　4. 子宮

問13　進行性筋ジストロフィーの仮性肥大で正しいのはどれか。
1. 筋組織の増加　　2. 脂肪組織の増加
3. 線維組織の増加　4. 神経組織の増加

問14　仮性肥大がみられるのはどれか。
1. 進行性筋ジストロフィーの腓腹筋
2. 高血圧症の心筋
3. 片方が機能不全に陥ったときの残った腎臓
4. 前立腺肥大

問15　仮性肥大を起こした骨格筋の組織で増加している細胞はどれか。
1. 神経細胞　　2. 脂肪細胞
3. 骨格筋細胞　4. 平滑筋細胞

問16　正しいのはどれか。
1. 異系移植は動物の種が異なる間での移植である。
2. 異種移植は拒絶反応が少ない。
3. 同系移植は提供者と受容者とが二卵性双生児の場合である。
4. 自己移植は同じ生体内での移植である。

問17　生着率の最も高いのはどれか。
1. 自家移植　2. 同種移植
3. 異種移植　4. 同系移植

問18　創傷治癒について誤っているのはどれか。
1. 肉芽組織には毛細血管が豊富である。
2. 肉芽組織は最終的には瘢痕となる。
3. 骨折は偽関節を形成して治癒する。
4. 創傷治癒は組織の修復現象である。

問19　創傷の修復現象に含まれないのはどれか。
1. 炎症性細胞浸潤　2. 瘢痕化
3. 壊死　　　　　　4. 肉芽組織形成

問20　正しいのはどれか。

1. 創傷治癒では瘢痕形成後に肉芽組織が形成される。
2. 肉芽組織には神経細胞増生が起こる。
3. 創傷治癒では脂肪化から瘢痕となり治癒する。
4. 肉芽組織には多数の毛細血管の新生が起こる。

問21　肉芽組織から瘢痕になるときに増加するのはどれか。
1. 膠原線維　　2. 毛細血管
3. 炎症細胞　　4. 線維芽細胞

問22　肉芽組織の成分でないのはどれか。
1. 神経細胞　　2. 線維芽細胞
3. 炎症細胞　　4. 毛細血管

問23　肉芽組織の構成成分でないのはどれか。
1. 線維芽細胞　　2. マクロファージ
3. 上皮細胞　　　4. 毛細血管

7．炎症

問1　炎症について誤っているのはどれか。
1. カタル性炎では粘膜からの分泌が亢進する。
2. 線維素性炎では線維素が析出する。
3. 化膿性炎は細菌の感染による。
4. 蜂窩織炎は腐敗菌の感染による。

問2　急性炎症の所見はどれか。
a. 好中球浸潤　　b. 瘢痕組織
c. 肉芽腫形成　　d. 充血
1. a, b　2. a, d　3. b, c　4. c, d

問3　炎症の五大徴候でないのはどれか。
1. 発熱　2. 腫脹　3. 疼痛　4. 潰瘍

問4　炎症の五大徴候に含まれるのはどれか。
1. 化膿　2. 充血　3. 疼痛　4. 肉芽

問5　炎症について誤っている組合せはどれか。
1. 細菌感染・・・細胞壊死
2. 炎症性浮腫・・低蛋白血症
3. 化膿・・・・・好中球の浸潤
4. 炎症性肉芽・・線維芽細胞の増生

問6　炎症における滲出について正しいのはどれか。
1. 障害された組織から出る刺激因子の働きにより肥満細胞や血小板などから種々の起炎物質が放出される。
2. 起炎物質にはヒスタミン、セロトニン、メラニンなどがある。
3. 起炎物質の作用により局所の大静脈が拡張し毛細血管の透過性が亢進する。
4. 滲出はまず白血球などの血球成分が血管外に遊出し、次いで血漿成分が流出して炎症性浮腫の状態となる。

問7　急性炎症における滲出反応の伝達物質でないのはどれか。
1. プロスタグランジン　　2. ヒスタミン
3. アドレナリン　　　　　4. ブラジキニン

問8　正しいのはどれか。
1. 漿液性炎では粘液分泌の亢進が著しい。
2. 膿瘍では膿汁の貯留がみられる。
3. 出血性炎では線維素の析出が顕著にみられる。
4. 蜂窩織炎では乾酪壊死がみられる。

問9　滲出性炎について誤っているのはどれか。
1. カタル性炎では組織の破壊が強い。
2. 滲出性炎は滲出物の特徴により分類される。
3. ジフテリアは線維素性炎の典型例である。
4. 化膿巣には好中球や壊死組織がみられる。

問10　炎症について正しいのはどれか。
1. 漿液性炎は液性成分の滲出を主成分とする。
2. 線維素炎は粘液分泌の亢進が著しい。
3. カタル性炎は大量の好中球を含む。
4. 化膿性炎は腐敗菌の感染による著しい組織の壊死を生じる。

問11　正しい組合せはどれか。
1. 漿液性炎・・・壊疽
2. 線維素性炎・・絨毛心
3. 化膿性炎・・・結核
4. 出血性炎・・・膿胸

問12　誤っている組合せはどれか。
1. 線維素性炎・・ジフテリア
2. 化膿性炎・・・膿胸
3. 出血性炎・・・間質性肺炎
4. 腐敗性炎・・・肺壊疽

問13　正しい組合せはどれか。
1. 漿液性炎・・・漏出液
2. カタル性炎・・粘液
3. 線維素性炎・・赤血球
4. 蜂巣炎・・・・類上皮細胞

問14　炎症の治癒について誤っているのはどれか。
1. 細胞の死骸、破片などはマクロファージなど貪食細胞により除去される。
2. 速やかに肉芽組織が生じて損傷により生じた空隙をうめる。
3. 肉芽組織は新生毛細血管、線維芽細胞および炎症性浸潤細胞などからなる。
4. 線維芽細胞から分泌された大量のグリコーゲンが、やがて徐々に水分を失い重合し収縮して瘢痕を形成する。

問15　特異性炎はどれか。
a. 結核　b. 梅毒　c. AIDS　d. 淋病
1. a、b　2. a、d　3. b、c　4. c、d

問16　特異性炎はどれか。
1. 絨毛心　2. 結核
3. 肝硬変　4. 出血性膵炎

問17　特異性炎はどれか。
1. ゴム腫　2. 線維腫　3. 腺腫　4. 脂肪腫

問18　特異性炎でないのはどれか。
1. 結核　　　　　2. らい
3. サルコイドーシス　4. 膿瘍

問19　特異性炎でないのはどれか。
1. 肝硬変　2. 結核　3. サルコイドーシス　4. 梅毒

問20　特異性炎でないのはどれか。
1. 梅毒　　　　　2. 偽膜性大腸炎
3. サルコイドーシス　4. ハンセン（Hansen）病

問21　肉芽腫性炎でないのはどれか。
1. 梅毒　　　　　2. ハンセン（Hansen）病
3. サルコイドーシス　4. 肝硬変

問22　肉芽腫性炎でないのはどれか。
1. 肺膿瘍　　　2. 肺結核
3. ハンセン病　4. サルコイドーシス

問23　結核について正しいのはどれか。
1. 化膿性炎　2. 出血性炎
3. 肉芽腫性炎　4. 漿液性炎

問24　結核症でみられないのはどれか。
1. 凝固壊死　　　2. 血行性蔓延
3. 脊椎カリエス　4. カタル性炎

問25　結核性肉芽腫でみられないのはどれか。
1. 乾酪壊死巣　　　2. 類上皮細胞
3. ラングハンス巨細胞　4. 好中球浸潤

問26　結核について誤っているのはどれか。
1. 滲出性炎と増殖性炎との２型がある。
2. 冷膿瘍は特有の病像である。
3. 伝播にはリンパ管性、血行性および管内性がある。
4. 空洞を作って治癒する。

問27　結核症について誤っているのはどれか。
1. 結核菌の多くは飛沫により呼吸器感染し、肺内初感染巣および結核性胸膜炎からなる初期変化群を形成する。
2. 結核症の進展は管内性、リンパ行性および血行性に分けられる。
3. 肺結核における空洞は結核結節の中心部が壊死、乾酪化しそれが軟化崩壊して生じる。
4. 病巣が血中に破れると結核菌が血液により全身に広がり、骨、腎、髄膜などの結核症を引き起こす。

問28　結核性肉芽腫に出現しない細胞はどれか。
1. 類上皮細胞　　　2. 心臓病細胞
3. ラングハンス型巨細胞　4. リンパ球

8．免疫異常・アレルギー

問1　免疫グロブリンで正しいのはどれか。
1. 免疫グロブリンにはIgYがある。
2. 免疫グロブリンは構造上H鎖とL鎖とからなる。
3. L鎖には、κ、λ、δ鎖の３種類がある。
4. マクロファージが免疫グロブリンを産生する。

問2　免疫について誤っているのはどれか。
1. アレルギーとは特定の物質に対する生体の反応性が変化して過敏状態となったものである。
2. 免疫複合体疾患とは過剰に生じた抗原抗体複合体が各部に沈着するもので糸球体腎炎などが該当する。
3. 自己免疫とは自己の組織に対して免疫反応がみられるもので、全身性エリテマトーデスでは主として赤血球に対する抗体が溶血を引き起こす。
4. 移植された非自己の組織に対する拒絶反応は主としてＴリンパ球による自己・非自己の識別により行われる。

問3　免疫について誤っているのはどれか。
a. 免疫反応に顆粒球が関与する。
b. 細胞性免疫ではリンパ球Ｔ細胞が反応細胞となる。
c. 抗原情報は大貪食細胞からリンパ球に伝えられる。
d. 液性免疫はリンパ球Ｂ細胞単独でつくられる。
1. a、b　　2. a、d　　3. b、c　　4. c、d

問4　免疫について誤っているのはどれか。
1. 免疫応答には特異性がある。
2. 初めに自己と非自己との識別がなされる。
3. 免疫グロブリンはリンパ球Ｔ細胞でつくられる。
4. 細胞性免疫はリンパ球Ｔ細胞が関与する。

問5　誤っている組合せはどれか。
1. サプレッサーＴ細胞・・・移植臓器の拒絶
2. ヘルパーＴ細胞・・・抗体産生細胞への分化促進
3. 細胞傷害性Ｔ細胞・・・悪性腫瘍細胞の破壊
4. 遅延型過敏反応Ｔ細胞・・リンホカインの産生

問6　正しいのはどれか。
1. 好中球はＴ細胞とＢ細胞とに分類される。
2. 好酸球はヒスタミンを放出する。
3. リンパ球は分葉核をもつ。
4. 単球は貪食作用をもつ。

問7　Ｂ細胞の抗体産生細胞への分化を促進するのはどれか。
1. 細胞障害性Ｔ細胞　　2. 遅延型過敏反応Ｔ細胞
3. ヘルパーＴ細胞　　　4. サプレッサーＴ細胞

問8　抗体を産生するのはどれか。
1. 形質細胞　2. 好中球　3. 好酸球　4. 大食細胞

問9　酵素抗体法に属するのはどれか。
1. ＡＢＣ（avidin-biotin peroxidase complex）法
2. ＩＳＨ（in situ hybridization）法
3. グリメリウス（Grimelius）法
4. コッサ（Kossa）法

問10　正しい組合せはどれか。
1. 好酸球・・・アレルギー性疾患
2. 好塩基球・・・IgG
3. 好中球・・・抗体産生
4. リンパ球・・異物貪食

問 11　細胞性免疫系の異常はどれか。
1．ダウン症候群
2．ディジョージ症候群
3．伴性無ガンマグロブリン血症
4．ウィルソン病

問 12　細胞性免疫に関係しない細胞はどれか。
1．Bリンパ球　　　　2．マクロファージ
3．ヘルパーTリンパ球　4．サプレッサーTリンパ球

問 13　細胞性免疫が関与するのはどれか。
1．特発性血小板減少性紫斑病　2．花粉症
3．ツベルクリン反応　　　　　4．IgA腎症

問 14　ヘルパーT細胞が選択的に障害されるのはどれか。
1．関節リウマチ　2．骨折　3．血友病　4．AIDS

問 15　ヘルパーT細胞が選択的に障害されるのはどれか。
1．関節リウマチ
2．後天性免疫不全症候群（AIDS）
3．全身性エリテマトーデス
4．多発性筋炎

問 16　サイトカインでないのはどれか。
1．インターロイキン　2．インターフェロン
3．コロニー刺激因子　4．ヒスタミン

問 17　サイトカインでないのはどれか。
1．ヒスタミン　　　　2．インターフェロン
3．コロニー刺激因子　4．腫瘍壊死因子

問 18　自己免疫疾患でないのはどれか。
1．全身性エリテマトーデス　2．橋本病
3．気管支喘息　　　　　　　4．皮膚筋炎

問 19　自己免疫疾患でないのはどれか。
1．全身性エリテマトーデス　2．気管支喘息
3．橋本病　　　　　　　　　4．関節リウマチ

問 20　自己免疫疾患と症候との組合せで正しいのはどれか。
1．全身性エリテマトーデス・・・・・リウマチ結節
2．強皮症・・・・・・・・・・・・・蝶形紅斑
3．シェーグレン（Sjögren）症候群・・口内乾燥
4．多発性筋炎・・・・・・・・・・・レイノー症状

問 21　免疫不全による疾患はどれか。
1．気管支喘息　　2．急性心筋梗塞
3．全身真菌感染　4．下垂体腺腫

問 22　後天性免疫不全を起こさないのはどれか。
1．ホジキン病　2．がん　3．白血病　4．大動脈瘤

問 23　免疫異常について誤っている組合せはどれか。
1．ツベルクリン・・・・即時型アレルギー反応
2．全身性エリテマトーデス・・・・抗核抗体
3．橋本病・・・・・・抗サイログロブリン反応
4．急性糸球体腎炎・・・・・・・免疫結合体

問 24　自己免疫異常でないのはどれか。
1．全身性エリテマトーデス　2．カリニ肺炎
3．（慢性）関節リウマチ　　4．多発性結節性動脈炎

問 25　自己免疫疾患はどれか。
1．筋ジストロフィー　2．変形性股関節症
3．多発性筋炎　　　　4．サルコイドーシス

問 26　自己免疫疾患でないのはどれか。
1．全身性エリテマトーデス
2．皮膚筋炎
3．関節リウマチ
4．後天性免疫不全症候群

問 27　アレルギーについて正しい組合せはどれか。
1．Ⅳ型・・遅延型反応
2．Ⅲ型・・アナフィラキシー型反応
3．Ⅱ型・・免疫複合体反応
4．Ⅰ型・・細胞障害型反応

問 28　アレルギーについて誤っているのはどれか。
1．即時型と遅延型とがある。
2．アナフィラキシー型には補体が必要である。
3．Ⅰ型の疾患には花粉症がある。
4．ペニシリン・ショックはアナフィラキシー型である。

問 29　アレルギーⅠ型でないのはどれか。
1．血清病　　　2．花粉症
3．気管支喘息　4．アトピー性皮膚炎

問 30　アレルギーⅣ型（遅延型反応）はどれか。
1．免疫複合体による反応
2．アレサス（Arthus）反応
3．ツベルクリン反応
4．アナフィラキシー反応

問 31　アレルギーⅤ型（刺激型）反応はどれか。
1．血清病　　　　　　　2．ツベルクリン反応
3．バセドウ（Basedow）病　4．新生児重症黄疸

問 32　正しい組合せはどれか。
1．Ⅰ型アレルギー・・・接触性皮膚炎
2．Ⅱ型アレルギー・・・花粉症
3．Ⅲ型アレルギー・・・糸球体腎炎
4．Ⅳ型アレルギー・・・新生児重症黄疸

問 33　正しい組合せはどれか。
1．Ⅰ型アレルギー・・・免疫複合体病
2．Ⅱ型アレルギー・・・細胞傷害型反応
3．Ⅲ型アレルギー・・・アナフィラキシー反応
4．Ⅳ型アレルギー・・・花粉症

問 34　アレルギーで正しい組合せはどれか。
1．Ⅰ型（アナフィラキシー型）・・じんま疹
2．Ⅱ型（細胞障害型）・・・・・・ツベルクリン反応
3．Ⅲ型（免疫複合体型）・・・・・異型輸血
4．Ⅳ型（遅延型）・・・・・・・・血清病

問 35　アレルギーについて誤っているのはどれか。
1．アナフィラキシー型（Ⅰ型）・・蕁麻疹

2. 細胞障害型（Ⅱ型）・・・・・溶血性貧血
3. 免疫複合体型（Ⅲ型）・・・・・血清病
4. 細胞免疫型（Ⅳ型）・・・・・花粉症

9. 腫瘍

問1 良性腫瘍の特徴について正しいものはどれか。
1. 膨張性発育　2. 播種　3. 悪液質　4. 強い異型性

問2 良性腫瘍の特徴はどれか。
1. 浸潤性である。
2. 母地細胞からの変異が多い。
3. 他臓器には転移しない。
4. 全身状態に影響が強い。

問3 良性腫瘍の特徴はどれか。
1. 浸潤性に増殖する。　2. 増殖速度が速い。
3. 転移を起こす。　　4. 分化度が高い。

問4 良性腫瘍の特徴で正しいのはどれか。
1. 再発が多い。　　2. 分化度が高い。
3. 転移を起こす。　4. 核分裂が多い。

問5 良性腫瘍の特徴でないのはどれか。
1. 増殖速度が遅い。　2. 膨張性に発育する。
3. 予後は良い。　　　4. 転移を起こす。

問6 良性腫瘍でみられないのはどれか。
1. 圧迫　2. 管腔閉塞　3. 播種　4. 内分泌異常

問7 良性腫瘍でみられないのはどれか。
1. 管腔閉塞　　2. 播種
3. 内分泌異常　4. 圧迫

問8 悪性腫瘍について正しいのはどれか。
1. 増殖速度は遅い。
2. 増殖は浸潤性である。
3. 周囲との境界は明瞭である。
4. 壊死の傾向は乏しい。

問9 悪性腫瘍の特徴はどれか。
1. 増殖速度は遅い。
2. 発育は膨張性である。
3. 周囲との境界は明瞭である。
4. 転移を起こす。

問10 悪性腫瘍について誤っているのはどれか。
1. 化学性発癌物質には4、3-ベンツピレンもある。
2. バーキット・リンパ腫の原因としてウイルスが考えられている。
3. 慢性骨髄性白血病にはフィラデルフィア染色体がみられる。
4. 肺癌は喫煙によるものが多くその大半が腺癌である。

問11 悪性腫瘍の特徴について誤っているのはどれか。
1. 転移　2. 圧排性発育　3. 浸潤性増殖　4. 播種

問12 悪性腫瘍はどれか。
1. 線維腫　2. 腺腫　3. 網膜芽腫　4. 血管腫

問13 不顕性癌でないのはどれか。
1. オカルト癌　2. 偶発癌
3. 末期癌　　4. ラテント癌

問14 癌の一般的な細胞学的特徴について誤っているのはどれか。
1. 細胞質に比して核が小さい。
2. 発生母地の正常細胞から未分化な形態に変化する。
3. 核分裂像が多く見られる。
4. 癌巣の周辺部では脈管侵襲像がみられる。

問15 腫瘍について誤っているのはどれか。
1. 発育形式は上皮性では浸潤性発育を、非上皮性では膨張性発育を示す。
2. 癌腫は上皮性悪性腫瘍で、肉腫は非上皮性悪性腫瘍である。
3. 良性腫瘍は細胞の異型性が軽度で、悪性腫瘍は異型性が強い。
4. 上皮性腫瘍は一般的に蜂窩状になるが、非上皮性腫瘍は腫瘍実質と間質とが交じり合っている。

問16 腫瘍について誤っているのはどれか。
1. 上皮性悪性腫瘍・・・印環細胞癌
2. 上皮性良性腫瘍・・・移行上皮癌
3. 非上皮性悪性腫瘍・・白血病
4. 非上皮性良性腫瘍・・神経鞘腫

問17 上皮性腫瘍はどれか。
1. 腺腫　2. 血管腫　3. 骨腫　4. 神経鞘腫

問18 非上皮性腫瘍はどれか。
1. 乳頭腫　2. 腺腫　3. 血管腫　4. 基底細胞腫

問19 非上皮性腫瘍はどれか。
1. 乳頭腫
2. グラヴィッツ（Grawitz）腫瘍
3. 血管腫
4. 小細胞癌

問20 非上皮性腫瘍でないのはどれか。
1. 軟骨腫　2. 血管腫　3. 脂肪腫　4. 乳頭腫

問21 悪性腫瘍はどれか。
1. 骨肉腫　　2. 乳頭腫
3. 平滑筋腫　4. 腺腫

問22 良性非上皮性腫瘍はどれか。
1. 白血病　2. 子宮筋腫　3. 乳頭腫　4. 骨肉腫

問23 悪性上皮性腫瘍はどれか。
1. 神経鞘腫　2. 類表皮癌
3. 子宮筋腫　4. 血管肉腫

問24 腺癌でないのはどれか。
1. 粘液癌　2. 印環細胞癌　3. 小細胞癌　4. 硬癌

問25 正しい組合せはどれか。
1. 腺癌・・・・・癌真珠
2. 扁平上皮癌・・・印環細胞癌
3. 未分化癌・・・・小細胞癌
4. カルチノイド・・悪性非上皮性腫瘍

問26　正しい組合せはどれか。
1. ＨＴＬウイルス・・・・慢性骨髄性白血病
2. ＨＢウイルス・・・・肝細胞癌
3. ＥＢウイルス・・・・肺癌
4. パピローマウイルス・・大腸癌

問27　ウイルスが関係しないのはどれか。
1. バーキットリンパ腫　　2. 子宮頸部癌
3. 大腸癌　　　　　　　4. 成人Ｔ細胞白血病

問28　発癌に関係のないウイルスはどれか。
1. EBウイルス　　　2. ヒトパピローマウイルス
3. C型肝炎ウイルス　4. コクサッキーウイルス

問29　ウイルスが原因となる腫瘍はどれか。
1. 甲状腺腫瘍
2. バーキット（Burkitt）リンパ腫
3. ウィルムス（Wilms）腫瘍
4. グラヴィッツ（Grawitz）腫瘍

問30　ウイルスが原因となる腫瘍はどれか。
1. 成人Ｔ細胞白血病（ATL）
2. ウイルムス腫瘍
3. 家族性大腸ポリポーシス
4. カルチノイド

問31　ヒトパピローマウイルスが関係しているのはどれか。
1. 成人Ｔ細胞白血病　　2. バーキットリンパ腫
3. 子宮頸部扁平上皮癌　4. 鼻咽頭癌

問32　ウイルスが原因でない腫瘍はどれか。
1. バーキット（Burkitt）リンパ腫
2. 前立腺癌
3. 鼻咽頭癌
4. 成人Ｔ細胞性白血病

問33　誤っている組合せはどれか。
1. 成人Ｔ細胞白血病・・EBウイルス
2. 皮膚癌・・・・・・・コールタール
3. 甲状腺癌・・・・・・原爆被爆
4. 肝臓癌・・・・・・・トロトラスト

問34　癌と転移しやすい臓器との組合せで誤っているのはどれか。
1. 肺癌・・・脳　　2. 大腸癌・・・・胃
3. 腎癌・・・肺　　4. 前立腺癌・・・骨

問35　胃癌の播種性転移はどれか。
1. 多数の肺転移　　　　2. 癌性腹膜炎
3. 多数のリンパ節転移　4. 巨大肝転移

問36　腫瘍マーカーはどれか。
1. アルブミン　　2. αフェトプロテイン
3. ビメンチン　　4. インターロイキン

問37　腫瘍マーカーでないのはどれか。
1. 腫瘍壊死因子　　　2. 胎児性癌抗原
3. α-フェトプロテイン　4. 絨毛性ゴナドトロピン

問38　腫瘍マーカーでαフェトプロテイン（AFP）が有用なのはどれか。
1. 肝癌（肝細胞癌）　2. 膵臓癌
3. 前立腺癌　　　　4. 大腸癌

問39　正しい組合せはどれか。
1. 肝細胞癌・・αフェトプロテイン
2. 絨毛癌・・・プロラクチン
3. 膵癌・・・・ヒト絨毛性ゴナドトロピン
4. 大腸癌・・・アルブミン

問40　誤っている組合せはどれか。
1. 肝細胞癌・・・αフェトプロテイン
2. 膵癌・・・・・CA19-9
3. 悪性黒色腫・・ヒト絨毛性ゴナドトロピン（hCG）
4. 大腸癌・・・胎児性癌抗原（CEA）

問41　前癌性病変でないのはどれか。
1. 乳腺炎　　2. 胃の腸上皮化生
3. 大腸腺腫　4. 子宮頸部の異形成上皮

問42　癌の全身への影響で誤っているのはどれか。
1. 尿崩症　2. 悪液質　3. 感染　4. 発熱

問43　早期胃癌について誤っているのはどれか。
1. 癌の深さが粘膜下層にとどまる。
2. 内視鏡所見ではボルマン分類を用いる。
3. リンパ節転移の有無は問わない。
4. 5年生存率は90％以上である。

問44　子宮に発生する腫瘍で頻度が高いのはどれか。
1. 血管腫　2. 脂肪腫
3. 軟骨腫　4. 平滑筋腫

10. 先天性異常

問1　誤っているのはどれか。
1. ヘテロ接合では対立遺伝子が同質である。
2. 遺伝子は染色体上の特定の遺伝子座にある。
3. 対立遺伝子は相同染色体上に対応して存在する。
4. 染色体は父親と母親とからの1本ずつが対となっている。

問2　DNAの成分でないのはどれか。
1. アデニン　2. シトシン
3. ウラシル　4. グアニン

問3　誤っているのはどれか。
1. 染色体は父親と母親とからの1本ずつが対となっている。
2. 遺伝子は染色体上の特定の遺伝子座にある。
3. 相同染色体上で対応して存在する遺伝子を対立遺伝子という。
4. 対立遺伝子が同質であればヘテロ接合という。

問4　奇形の原因となるのはどれか。
1. カンジダ　　　　2. 結核菌
3. C型肝炎ウイルス　4. 風疹ウイルス

問5　奇形の原因でないのはどれか。
1. 風疹　2. 梅毒　3. 結核　4. トキソプラズマ症

問6 奇形の原因となるウイルス感染はどれか。
1. 風疹　2. 麻疹　3. インフルエンザ　4. 日本脳炎

問7 奇形の原因となるのはどれか。2つ選べ。
1. サリドマイド　　2. 風疹
3. インフルエンザ　4. 炭粉

問8 二重体でないのはどれか。
1. 一卵性双生児　　2. 寄生体
3. 紙様胎児　　　　4. 真性半陰陽

問9 外表奇形はどれか。
1. 心室中隔欠損　　2. 食道閉鎖
3. 先天性巨大結腸症　4. 臍帯ヘルニア

問10 遺伝性疾患はどれか。
1. 先天性胆道閉塞症　2. クッシング症候群
3. ダウン症候群　　　4. レックリングハウゼン病

問11 常染色体優性遺伝について誤っているのはどれか。
1. 50％の確率で子供に出現する。
2. どの世代にも患者が出現する。
3. 男女同数に発症する。
4. 保因者が存在する。

問12 伴性劣性遺伝形式の疾患はどれか。
1. マルファン（Marfan）症候群
2. フォン・レックリングハウゼン（Von Recklinghausen）病
3. 脂質蓄積症
4. 血友病

問13 単因子遺伝の形式をとる疾患はどれか。
1. マルファン症候群
2. ターナー症候群
3. クラインフェルター症候群
4. クッシング症候群

問14 先天性風疹症候群でみられるのはどれか。
1. 巨大結腸　　　2. 心・大血管奇形
3. 軟骨形成不全　4. アザラシ肢

問15 先天性異常で誤っている組合せはどれか。
1. 先天性風疹症候群・・ウィルス感染
2. 小頭症・・・・・・・放射線
3. フェニルケトン尿症・・アスピリン
4. アザラシ肢症・・・サリドマイド

問16 先天異常について誤っているのはどれか。
1. ダウン症候群は21番常染色体のトリソミーにより生じる。
2. クラインフェルター症候群は性染色体がＸＸＹであり男性の表現型を示す。
3. ターナー症候群は性染色体がＸＸＸであり女性の表現型を示す。
4. フェニルケトン尿症は遺伝子レベルの異常でありフェニルアラニン水酸化酵素の欠損症である。

問17 ターナー（Turner）症候群の染色体はどれか。
1. 46、XX　　2. 46、XY
3. 45、XO　　4. 47、XXY

問18 正しい組合せはどれか。
1. マルファン症候群・・伴性劣性遺伝
2. 血友病・・・・・・・常染色体劣性遺伝
3. ダウン症候群・・・・21トリソミー
4. 痛風・・・・・・・・常染色体優性遺伝

問19 常染色体異常による疾患はどれか。
1. ターナー（Turner）症候群
2. クラインフェルター（Klinefelter）症候群
3. 血友病
4. ダウン（Down）症候群

問20 性染色体異常による疾患はどれか。2つ選べ。
1. ダウン（Down）症候群
2. ターナー（Turner）症候群
3. クラインフェルター（Klinefelter）症候群
4. 猫鳴き症候群

問21 誤っている組合せはどれか。
1. 血友病・・・・・・・伴性劣性遺伝
2. 精神分裂病・・・・・多因子性遺伝
3. マルファン症候群・・・常染色体優性遺伝
4. ダウン症候群・・・・・常染色体劣性遺伝

問22 正しい組合せはどれか。
1. 血友病・・伴性劣性遺伝
2. 家族性大腸ポリポーシス・・常染色体劣性遺伝
3. 脂質蓄積症・・常染色体優性遺伝
4. レックリングハウゼン(Recklinghausen)病・・伴性劣性遺伝

問23 染色体異常でないのはどれか。
1. ダウン（Down）症候群
2. クラインフェルター（klinefelter）症候群
3. ターナー（Turner）症候群
4. カルチノイド（carcinoid）症候群

問24 染色体が47・ＸＸＹであるのはどれか。
1. ダウン症候群
2. ターナー症候群
3. クラインフェルター症候群
4. ニーマン・ピック病

11．運動器の病理
※出題なし

解 答

トライ Try 練習問題解答
国家試験問題解答

　本解答は，はり師きゅう師国家試験については，第1回から第13回までは社団法人東洋療法学校協会の解答例にならい，第14回以降は財団法人東洋療法研修試験財団の解答例にならった．
　あん摩マッサージ指圧師国家試験については，第1回から第13回までは社団法人東洋療法学校協会の解答例にならい，第14回以降は財団法人東洋療法研修試験財団からの解答例にならった．
　また柔道整復師国家試験については，第1回から第13回までは社団法人全国柔道整復学校協会の解答例にならい，第14回以降は財団法人柔道整復研修試験財団の解答例にならった．

第1章 病理学の基礎，第2章 疾病の一般，第3章 病因

1　× HE ヘマトキシリン・エオジン染色では，細胞核は青藍色に，細胞質はピンク色に染まる．
2　○
3　× ワンギーソン染色では，膠原線維は鮮紅色に筋線維は黄色に染まる．
4　× アザン・マロリー染色すると膠原線維と細網線維は青色に染まる．
　　赤色に染まるのは核，細胞質，筋組織．
5　× グラム染色でグラム陽性菌は紫色に，グラム陰性菌は赤色に染色される．
6　× 中性脂肪はオイルレッドO染色で赤色に，ズダンⅢ染色で黄赤色に染まる．
7　× 血友病は遺伝性疾患，アザラシ肢症は非遺伝性疾患である．
8　× 扁桃炎が原発で腎炎が続発性疾患．
9　○
10　× 過形成は進行性病変である．
11　× 変性は退行性病変である．
12　× 顔面の浮腫は腎炎の間接症状である．
13　× 転帰は治癒と不治，死に分けられる．
14　× 時として遺伝は内因として疾病を引き起こす．
15　× 小児に多く発生する腫瘍に腎臓のウイルムス腫瘍がある．
　　グラウィッツ腫瘍は成人の腫瘍．
16　○
17　× 腸チフス菌は小腸に，赤痢菌は大腸に病巣をつくる．
18　× 自己免疫疾患は女性に多く，心筋梗塞は男性に多い．
19　× 痛風は男性に，胆石は女性に多い．
20　× ポリオウイルスは脊髄の，日本脳炎ウイルスは大脳灰白質の神経細胞に感染する
21　× 脳の灰白質は白質に比べて軟化しやすい．
22　○
23　× 成人T細胞白血病は九州地方に多い．
24　× 胸腺リンパ体質ではリンパ節の増生が著しく，麻酔や注射で死にいたる事が多い．
25　× 成長期に成長ホルモン分泌が亢進すると巨人症になる．
　　末端肥大症は成人になってから成長ホルモン分泌が亢進することによる．
26　○
27　× バゾプレッシン分泌が低下すると尿崩症となる．
28　× 成人が甲状腺機能低下すると粘液水腫となる．
　　幼児の甲状腺機能低下はクレチン病．
29　× 上皮小体ホルモンの分泌過剰により線維性骨炎をきたす．
　　テタニーは上皮小体ホルモンの分泌低下．
30　○
31　× 低血糖症はグルカゴン投与で改善する．
　　高血糖症にはインスリン投与．
32　× 原発性アルドステロン症はミネラルコルチコイド過剰分泌による．
33　× 糖質ステロイドの過剰によってクッシング症候群が起きる．
34　○
35　○
36　× 食物線維により大腸癌の発生率が低下することが知られている．
37　× アルブミンが不足すると飢餓浮腫が起きる．
38　× カロチンから誘導されるビタミンAは粘膜癌に対する予防効果があるといわれている．
39　× 新生児のビタミンK欠乏は副腎，頭蓋内に出血し致死的である．
40　× B$_1$欠乏は脚気をもたらす．
　　B$_2$欠乏は発育不全，成長停止，皮膚炎，口角炎，舌炎，口腔粘膜の萎縮，脂漏性皮膚炎など．
41　× ビタミンA欠乏は夜盲症をきたす．
42　× ビタミンCが欠乏すると壊血病に，小児ではメラー・バーロー病を発症する．
43　× 小児のビタミンD欠乏はくる病をきたす．
44　× ナトリウムの過剰は心不全をもたらす．
45　× 青銅色糖尿病／ヘモクロマトーシスは鉄の過剰により生じ，二次性に糖尿病をもたらす．
46　× 銅の過剰はウィルソン病をもたらす．
47　○
48　× 未熟児網膜症は酸素過剰に原因する．
49　× 熱傷1度では皮膚血管の麻痺性拡張による紅斑が生じる．
50　× 熱傷2度では表皮下の組織液貯溜による水疱形成をみる．

51	×	熱傷3度では組織は壊死，焼痂皮し潰瘍化する．炭化は4度．	72	×	カドミウムは骨からのカルシウム脱出による骨軟化症をもたらす．
52	×	凍傷1度は血管収縮ついで拡張し紅斑をみる．水疱形成は2度．	73	×	鉛中毒は橈骨神経麻痺を起こしやすい．
53	○		74	○	
54	○		75	×	フグ毒のテトロドトキシンは神経作用毒である．マイコトキシンはカビ毒．
55	×	低温火傷は40〜45℃の熱が長時間作用したとき起きる．	76	×	フェナセチンは腎障害の原因となる．肝障害を引き起こすのはサルバルサン，クロールプロマジン，ヒドラジッドなど．
56	×	火災や爆発で煙や有毒ガスを吸入することにより生じる呼吸器系の障害（嗄声，咳嗽，呼吸雑音，肺水腫など）を気道熱傷という．カーリング潰瘍／急性出血性潰瘍とは熱傷患者の上部消化管に発生するびらんや潰瘍．	77	○	
			78	○	
			79	○	
			80	×	ストレプトマイシンは聴覚障害を引き起こす．
			81	×	工場排煙に含まれる亜硫酸ガスが四日市喘息の原因となった．
57	○	全身体表面積の20％以上が熱傷におかされると熱傷ショック→循環虚脱状態→蛋白分解による自家中毒→重篤な全身合併症をきたす．各下肢は体表面積の18％あり両下肢で36％ある．	82	○	
			83	○	
			84	×	鳥インフルエンザは鶏やあひるに多く，野鳥での発病はまれである．
			85	×	DNAもRNAも検出されないタンパクの感染性病原体をプリオンという．
58	×	高圧交流は直流より生体に与える影響が大きい．	86	×	エンドトキシンショックはグラム陽性菌によるものは比較的予後はいいが，グラム陰性菌によるものは重篤で予後不良．
59	×	高圧交流電流は100V程度で心停止，呼吸停止が起きることもある．	87	×	メチシリン耐性ブドウ球菌は抵抗力が著しく低下したときに感染し，重症化しやすい．
60	×	色素性乾皮症の人が紫外線に当たると皮膚癌になりやすい．	88	×	バンコマイシン耐性黄色ブドウ球菌もある．
61	×	細胞の放射線感受性は増殖能に比例し，成熟度に反比例する．	89	○	
62	×	骨髄，リンパ節，生殖腺などは放射線感受性が高い．	90	×	エイズは後天性の免疫不全症候群である．
			91	○	
63	×	放射線障害による貧血は再生不良性貧血である．	92	×	エイズウイルスはヘルパーT細胞に侵入する．
64	×	高気圧下では潜函病をきたす．	93	×	エイズウイルスは細胞性免疫を侵す．
65	×	マスタードガスは経気的に入り喘息様の発作を起こす．	94	×	エイズウイルスに感染すると急性症候群から無症候性キャリア，AIDS関連症候群を経て，免疫不全が進行し日和見感染症を起こし，AIDSを発症する．
66	×	サリンは口や皮膚から侵入し中枢神経破壊をもたらす．			
67	×	植物性毒素のクラーレ・ツボクラリンには筋弛緩作用がある．	95	×	エイズの感染経路は，①性交②輸血，血液製剤③注射器，針，鍼④母児感染で，健康な皮膚接触，蚊，食物，食器などによる感染はない．
68	○				
69	○				
70	×	喫煙者には肺がん，口腔がん，食道がんなどが多い．	96	×	エイズを発症すると，免疫グロブリン産生に関与するヘルパーT細胞の機能が障害され，感染や癌発生に対する抵抗力が著しく
71	×	ベンゼンによる慢性中毒は再生不良性貧血に陥る．			

		低下する．
97	○	
98	○	
99	×	経胎盤的に，または出産時の出血，母乳を介して子供に感染する．

＊＊＊

＊ 次の疾患を引き起こす病原微生物は何か．

1)	インフルエンザ	ウイルス
2)	おたふくカゼ	ウイルス
3)	トラコーマ	クラミジア
4)	鼠径リンパ肉芽腫	クラミジア
5)	つつが虫病	リケッチア
6)	コレラ	細菌
7)	結核	細菌
8)	らい	細菌
9)	ワイル病	スピロヘータ
10)	回帰熱	スピロヘータ
11)	アスペルギルス	真菌
12)	麻疹	ウイルス
13)	ヘルペス	ウイルス
14)	マラリア	原虫
15)	トキソプラズマ	原虫
16)	肺炎	細菌
17)	淋病	細菌
18)	髄膜炎	細菌
19)	ジフテリア	細菌
20)	海綿状脳症	プリオン
21)	クリプトコッカス	真菌
22)	発疹チフス	リケッチア
23)	梅毒	スピロヘータ
24)	カンジダ	真菌

第4章 循環障害／血液とリンパ，および関連するもの

1	×	充血とは動脈血が充満した状態をいう．
2	×	充血部位は温度の上昇が見られ鮮紅色を呈する．
3	○	
4	×	うっ血は静脈血の流出が妨げられることにより起こる．
5	×	うっ血では還元ヘモグロビンが増加するので暗赤色調を呈する．
6	○	
7	×	右心不全では大循環臓器のうっ血が起きる．
8	×	片側の腎臓を摘出すると残された腎臓が代償的に充血する．
9	×	肝硬変などで門脈圧が亢進をきたすと血液はバイパスを通り腹壁，食道，直腸などへと流れる．
10	○	
11	○	
12	×	ビタミンC欠乏により起こる出血は漏出性である．
13	×	漏出性出血は点状，斑状あるいは紫斑の形をとる．
14	×	肺からの出血は喀血で，鮮紅色をしている．
15	×	胃からの出血は吐血で，泡は含まれない．泡を含むのは喀血．
16	○	
17	×	血友病の発病はほぼ男子に限られ，女子は保因者となる．
18	×	血栓の組成は血小板，線維素，白血球，赤血球である．
19	×	白血球を多く含む血栓は白色血栓という．
20	×	下肢の静脈に生じた血栓は肺動脈の末梢に塞栓症をつくる．
21	×	プラスミンがフィブリンを分解するので月経血が凝固しない．
22	○	
23	○	
24	×	梗塞とは血管が血栓，塞栓により急速に閉塞し酸素欠乏が起こり，その動脈による支配領域が壊死した状態をいうので，吻合する血管には起きにくい．
25	×	心筋梗塞は貧血性梗塞である．
26	×	肺梗塞は出血性梗塞である．
27	○	
28	×	冠状動脈の閉塞はアテローム性動脈硬化（約95％）に由来するものが最も多い．
29	○	
30	×	LDL（低比重リポ蛋白）に含まれるコレステロールが動脈の内皮細胞下層に貯留したのがアテロームである．
31	×	心筋梗塞の発作にニトログリセリンは無効．
32	×	脳梗塞は壊死巣が速やかに軟化融解するので脳軟化という．
33	×	肺梗塞は右下葉に頻度が高く，下肢の深在性静脈血栓に起因することが多い．
34	×	心不全では全身とくに下半身に浮腫が起きる．
35	×	左心不全では夜間発作性呼吸困難，起坐呼吸，チェーンストークス呼吸などをきたす．
36	○	
37	○	
38	×	乳癌の手術で頚部のリンパ節を切除すると上肢に浮腫が生じる．

39	×	浮腫は血管透過性の亢進，毛細血管圧の上昇，血漿蛋白量の低下，リンパ管の閉塞により生じる．
40	×	炎症による滲出液はリバルタ反応が陽性となる．
41	○	
42	×	水腫の局所は，硬度が減少し，弾力性が低下して指圧痕を生じる．
43	×	ナトリウムが減少すると，脱水状態に陥る．
44	×	嘔吐や下痢が長く続くと二次的脱水症／低張性脱水症が起きる．
45	×	一次的脱水症では口渇感が強い．ナトリウム欠乏による二次的脱水症では口渇感はそれほど強くはない．
46	○	
47	×	体内総水分の22％／体重の約15％が失われると死の危険である．
48	×	出血性ショック時は皮膚蒼白，冷感，血圧下降，脈拍微弱となる．
49	○	
50	×	エンドトキシンショックでは細菌によりエンドトキシンが産生されサイトカインの産生が促進される．その後，播種性血管内凝固 DIC などを介して多臓器不全を起こす．
51	×	メズサの頭は肝硬変で形成される．
52	×	レイノー病では神経性貧血をきたす．
53	×	バージャー病では閉塞性貧血をきたす．

第5章　退行性病変，第6章　進行性病変

1	×	思春期以降に起きる胸腺の萎縮／退縮は生理的萎縮である．
2	×	飢餓時の萎縮した心筋にはリポフスチン／消耗性色素が沈着し褐色萎縮といわれる．
3	×	肝硬変では肝臓は全体として萎縮する．
4	×	シーハン症候群では甲状腺，副腎皮質，性腺などの萎縮が起きる．
5	×	進行性筋ジストロフィーでは腓腹筋が変性，萎縮しているが間質の脂肪組織が増加して，肥大しているようにみえる／偽肥大が起きる．
6	×	鉛中毒では上腕筋の萎縮をみる．
7	○	
8	×	胸腺は思春期頃に最も大きく発達し，以後は次第に退縮し，老人では脂肪組織となる．
9	×	偽肥大／仮性肥大は実質細胞が変性・萎縮し，間質細胞が増殖し臓器全体としては肥大している．
10	○	
11	○	
12	×	アテローム硬化症／粥状動脈硬化症は総腸骨動脈の分枝，冠状動脈，脳動脈，腎動脈などの中小動脈に好発する．
13	×	痛風とは尿酸代謝異常である．
14	×	窒素代謝の過程に異常があると関節や軟骨に痛風結節が形成される．
15	×	痛風結節は耳介，足，肘，手などに形成される．
16	○	
17	×	コレステロール系胆石は主として胆嚢，ビリルビン系胆石は主として胆管で発生する．
18	×	蒙古斑はメラニンの沈着である．リポフスチン／脂褐素は肝細胞，腎上皮，神経節などの老化細胞に沈着する脂質と蛋白質の結合した色素で，癌などの消耗性疾患で異常増殖する．
19	×	副甲状腺機能が亢進すると骨多孔症をきたす．
20	○	
21	○	
22	×	結核は高カルシウム血症を伴わず乾酪化巣にカルシウムが沈着している．
23	×	核黄疸では間接型／非抱合型ビリルビンの増加がみられる．
24	×	先天性胆道閉鎖症では直接型／抱合型ビリルビンの増加がみられる．
25	○	
26	×	1型糖尿病は従来のインスリン依存型糖尿病で，2型糖尿病は従来のインスリン非依存型糖尿病である．
27	×	Na，K，Ca，Mg，Cl など細胞の生理的活動に不可欠なものは不変．
28	×	結核結節やゴム腫の乾酪変性は凝固壊死する．
29	×	ガス壊疽は湿性壊疽である．
30	×	動脈硬化症では手足の先端部が乾性壊疽となる．
31	×	発育の過程で決まった時期に，決まった場所で起きるプログラム化された生理的な細胞死のことをアポトーシスという．
32	×	アルツハイマー病は神経細胞が萎縮して老人性痴呆となる．
33	×	植物人間では大脳半球の機能が停止していても脳幹は働いているので脳波は平坦にならない．
34	×	死後4～12時間後から（蛋白質が変性し，）

35	○	筋肉が短縮し硬くなる.
36	×	死後, 腸内細菌の増殖により, 腹内容物の腐敗とガス発生により腹部が膨満する.
37	×	細胞数が変わらずに容積の増大をきたすものを肥大という. 増殖は細胞数が増すことで容積や重量の増大をきたす.
38	×	一度分化, 成熟した細胞, 組織が（同一胚葉起源内で）性質, 形状の異なる他の細胞, 組織に変化することを化生という. 再生は組織の欠損時に, 同一組織が欠損部を補い, もとの状態にもどすこと.
39	○	
40	×	スポーツ選手に起こる骨格筋の肥大を労働性肥大／仕事肥大／作業性肥大という. 刺激性肥大は炎症性肥大ともいい, 炎症性の物理的刺激が継続的に加わる魚の目, ペンだこ, 坐りだこをいう.
41	○	
42	×	下等生物ほど高等生物より再生力は強い.
43	×	喫煙者の気道の線毛円柱上皮は（刺激抵抗性の高い）扁平上皮に化生する.
44	×	慢性胃炎の胃粘膜には腸上皮化生が起こる. 腸型胃癌の発生母地となる.
45	○	
46	×	異種移植は種類の異なる動物間の移植で拒絶反応強く, 生着しにくい.
47	○	
48	×	肉芽組織は毛細血管や線維芽細胞を主成分として白血球や貪食細胞を含んでいる.
49	×	柔らかいひきしまった血色の良い肉芽組織を良い肉芽という.
50	×	肉芽組織は日がたつにつれて膠原線維が増殖し, 毛細血管, 遊走細胞が減少する.
51	×	一次的治癒は感染がなく, 創面は小さく密着していて, 肉芽組織が少なく, 瘢痕を残さない.
52	×	肉芽組織の過度の増殖はケロイドを生じる.
53	×	遊走細胞や滲出液が多い肉芽は悪い肉芽で治癒が遅れる.
54	×	偽関節／仮関節とは骨折端における仮骨形成がきわめて少ないか, または全く停止して断端の骨性癒合が起こらず, 単に結合組織性の癒着にとどまり, いつまでも可動性を残す状態.
55	×	組織内異物は排除, 器質化, 被包により処理される.

		吸収, 貪食, 融解は排除の分類.
56	○	
57	○	
58	○	
59	×	異物が吸収, 置換できない時は周囲に生じた肉芽が異物を包囲, 線維性に包んで分画, 被包化する.

* * *

*1 萎縮に関する分類で誤っている組み合わせはどれか.
　　　3）× 水腎症時の腎萎縮・・・圧迫萎縮
*2 変性に関する分類で誤っている組み合わせはどれか.
　　　1）× ネフローゼ時の腎の実質細胞
　　　　　　　　　・・・空胞変性
　　　2）× サゴ脾・・・アミロイド変性
*3 黄疸に関する分類で誤っている組み合わせがある場合は, 番号で示せ.
　　　誤りはナシ
*4 現在の法的な死の判定基準で誤っているのはどれか.
　　　4）× 心, 肺, 脳の機能の停止が24時間以上継続する
*5 肥大に関する分類で誤っている組み合わせはどれか.
　　　1）× 高血圧による左心室の肥大・・・作業性肥大
*6 再生力の強いものはどれか.
　　　毛細血管, 結合組織, 末梢神経, 粘膜上皮, 子宮内膜

第7章　炎症, 第8章　免疫異常・アレルギー

1	×	発赤, 発熱, 腫脹, 疼痛, 機能障害を急性炎症の五大徴候という.
2	×	滲出性炎, 増殖性炎は非特異性炎である.
3	×	急性炎症では循環障害, 浸出を強く認める.
4	×	急性炎症の発赤で鮮紅色を呈するのは小動脈／毛細血管が拡張するためである. 血管の透過性が亢進すると局所は腫脹する.
5	×	アルブミンは血漿蛋白. 細胞のアミノ酸供給源として働く.
6	○	
7	×	好塩基球／肥満細胞／マスト細胞は抗原刺激に対してヒスタミンを放出する.
8	○	
9	○	

10	×	B細胞は形質細胞となり**抗体を産生**する．
11	×	ヒスタミンは**血圧降下作用**と毛細血管透過性亢進作用が著しい．
12	○	
13	○	
14	○	
15	×	肝硬変では**線維の増殖**が見られる．
16	×	**特異性炎**は肉芽腫形成が特徴である．
17	×	蜂窩織炎は非特異性炎である．
18	×	結核結節では乾酪壊死層が中心をなす．リンパ球，形質細胞，線維（芽）細胞は外層をなす．
19	○	
20	×	梅毒の結節はゴム腫と呼ばれ**全体として線維形成が豊富**である．
21	○	
22	×	結核では初期感染巣／胸膜下の実質病変と所属リンパ節の病巣とをあわせて初期変化群という．
23	×	感染後1〜2カ月するとツベルクリン反応が陽性となる．
24	○	
25	○	
26	×	骨結核は腰椎カリエスが多く冷膿瘍となる．狼瘡は皮膚の結核のこと．
27	○	
28	○	
29	×	脳，腎臓，腸，骨などは二次結核症にかかり易い．心臓，肝臓は感染しない臓器．
30	×	梅毒はトレポネマ・パリズムという**スピロヘータ**の感染による．
31	×	梅毒発病後3カ月以内／第1期に初期硬結，硬性下疳，よこねをみる．
32	×	ゴム腫とよばれる肉芽腫が形成されるのは第3期．
33	×	梅毒感染6週目でワッセルマン反応が陽性となる．
34	×	皮膚の梅毒疹は第2期にみられる．
35	○	
36	○	
37	×	脊髄癆では主として脊髄の**後根・後索**と脳幹が障害される．
38	○	
39	×	先天性梅毒は第1期に相当する変化がなく，第2期，第3期に相当する病変が同時に出現する．
40	×	ハンセン病は全身のリンパ節がおかされ，**神経**は特に末梢神経がおかされることが多い．
41	×	腸チフスは小腸に（マクロファージの小集簇から成る）結節病変を形成する．
42	×	抗原を特異的に認識する**免疫グロブリン**を抗体という．
43	×	抗体は**B細胞**によって産生される．
44	×	Bリンパ球は分化して形質細胞となり**抗体を産生**する．
45	×	一部のB細胞は記憶細胞となり抗原情報を長期間保持する．
46	○	
47	×	**抗体**にはオプソニン効果がある．
48	×	B細胞の免疫学的能力を液性免疫という．
49	○	
50	○	
51	×	T細胞は胸腺で分化増殖して成熟する．
52	×	ヘルパーT細胞はB細胞の**抗体産生**を助ける．
53	×	細胞性免疫を亢進させるのはTh1である．Th2細胞は抗体産生細胞への分化を促進し抗体産生を増加して液性免疫に関わる．
54	○	
55	○	
56	○	
57	×	免疫グロブリンではIgGが最も多い．IgMが最も少ない．
58	○	
59	×	IgAは母親の初乳に含まれる．
60	○	
61	×	リウマチ因子は主にIgMに属す．IgDの主な働きは不明
62	×	IgEはⅠ型アレルギー反応に関与する．
63	×	インターフェロンはウイルス性疾患の治療薬として用いられる．インターロイキンはマクロファージの貪食作用を高める．
64	×	ブルトン型無ガンマグロブリン血症は**先天性免疫不全**である．
65	×	エイズは後天性免疫不全である．
66	×	ブルトン型無ガンマグロブリン血症は**液性免疫**に異常がある．
67	×	ディ・ジョージ症候群は**胸腺**が発育不全で**Tリンパ球**が存在しない．Bリンパ球から形質細胞への移行過程に障害があるのはブルトン型無ガンマグロブリン血症．
68	○	
69	×	低γグロブリン血症は**ヘルパーTリンパ球**

		が欠損し，サプレッサーTリンパ球が過剰である．
70	○	
71	×	橋本病は慢性のびまん性甲状腺腫で**甲状腺機能が低下**する．
72	○	
73	○	
74	×	多発性筋炎は**横紋筋を広範に障害**する慢性炎症性筋疾患である．
75	×	（結節性）多発動脈炎は**筋性動脈**が障害される壊死性血管炎である．
76	×	強皮症は結合組織の病変で，**膠原線維の肥厚・増加**が特徴である．
77	○	
78	×	リウマチ熱は5～15歳の小児に発病する自己免疫疾患である．
79	×	**Ⅰ型アレルギーは即時型**，**Ⅳ型アレルギーは遅延型**アレルギーと呼ばれる．
80	○	
81	×	Ⅰ型アレルギーはアナフィラキシー型ともいわれる．
82	×	Ⅱ型，Ⅲ型アレルギーに関わる抗体はともに**IgG, IgM**である．
83	×	**Ⅱ型アレルギーは細胞傷害型，Ⅲ型アレルギーは免疫複合体型**といわれる．
84	×	**Ⅳ型アレルギーは細胞性免疫現象**である．液性免疫現象はⅠ型，Ⅱ型，Ⅲ型．
85	×	Ⅰ型アレルギーではヒスタミン，セロトニンが分泌される．
86	○	
87	×	バセドウ病はⅡ型の亜型でⅤ型アレルギーに分類される．
88	×	アトピーとは微量のアレルゲンでIgEを産生しやすい体質である．
89	×	アルサス現象はⅢ型アレルギーに属する反応である．

＊＊＊

＊1 滲出性炎の分類で誤っているのはどれか．
　　1) × インフルエンザ肺炎は出血性炎
　　2) × 虫垂炎は化膿性炎
　　3) × ジフテリアは線維素性炎
　　4) × カタル性鼻炎は漿液性炎

＊2 下記アレルギーをⅠ型～Ⅳ型に分類せよ．

Ⅰ型	気管支喘息，アレルギー性鼻炎，花粉症，じんま疹，薬物アレルギー，食物アレルギー，アトピー性皮膚炎，ペニシリンショック
Ⅱ型	不適合／異型輸血，自己免疫性溶血性貧血，Rh不適合による胎児赤芽球症，血小板減少性紫斑病，グッドパスチャー症候群，無顆粒球症，橋本，新生児溶血病
Ⅲ型	急性糸球体腎炎，血清病，アレルギー性血管炎，過敏性肺炎，全身性エリテマトーデス，関節リウマチ，多発動脈炎
Ⅳ型	ツベルクリン反応，結核空洞形成，接触性皮膚炎，移植拒絶反応，腫瘍免疫

第9章　腫瘍

1	×	腫瘍細胞は**自律性**に増殖を続ける．
2	×	黒色腫はメラニン色素を産生する．
3	×	**腎（細胞）癌**は糖原，脂質を含み黄褐色を呈することが多い．副腎髄質細胞の腫瘍は類脂質を含み褐色を呈し，褐色細胞腫といわれる．
4	○	
5	×	上皮性腫瘍で細胞実質が多いと軟らかく髄様癌といわれる．
6	×	スキルスは硬（性）癌のことで細胞間質が多い．
7	×	癌腫は肉腫に比して間質が多く，一般的に**肉腫より硬い**．
8	×	**上皮性腫瘍は蜂窩状になるが，非上皮性腫瘍は腫瘍実質と間質が混じり合っている．**
9	×	上皮性腫瘍組織は腫瘍実質を間質が囲んでいる．
10	×	悪性腫瘍細胞は細胞核が細胞質のなかで占める割合が**大きい**．N／C比の増大．
11	○	
12	×	悪性腫瘍細胞では**多数の核分裂像や異常分裂像**が見られる．
13	×	腫瘍細胞の細胞質は光顕的に好酸性が弱くなり好塩基性が強い．
14	×	異型の程度が軽いと分化度が母組織に近似していて**高分化型／成熟型**といわれる．低分化型／未成熟型／退行型は異型の程度が大きく分化度が母組織と隔たっている．
15	○	
16	×	αフェトプロテインAFPは**肝癌**で産生される．
17	×	癌胎児性抗原／癌胎児性蛋白は**大腸癌，膵癌，肺癌，胃癌，乳癌**などで陽性率が高い．
18	×	Ca19-9／糖鎖抗原19-9は膵癌では陽性率は80％と高い．
19	×	ヒト絨毛性ゴナドトロピンは**卵巣腫瘍や精巣腫瘍**の腫瘍マーカーである．
20	○	
21	○	
22	○	

#		
23	○	
24	×	胃や大腸の腺腫は癌化する恐れがある．
25	○	
26	×	胃癌は良性の胃潰瘍から発生することはきわめてまれである．
27	○	
28	×	大腸腺腫は大腸癌の前癌性病変となりうる．
29	×	腫瘍のTNM分類では原発臓器内ないしは周辺部に拡大しているが転移のないものを病期Ⅱという．
30	×	腫瘍のTNM分類では遠隔転移のあるものを病期Ⅳという．
31	×	腫瘍のTNM分類の病期Ⅰ，Ⅱは比較的予後がよく，病期Ⅲ，Ⅳことに Ⅳ は予後不良である．
32	○	
33	×	癌が粘膜に留まらず固有筋層や漿膜にまで波及したものを進行癌という．
34	×	早期胃癌の肉眼分類でⅠ型とは隆起型である．
35	×	早期胃癌の肉眼分類でⅡa型とは表面隆起型である．
36	×	早期胃癌の肉眼分類でⅡb型とは表面平坦型である． Ⅱc型は表面陥凹型．
37	○	
38	×	胃癌の病変が筋層にまで侵入するとボールマン3型という． 2型は病変が粘膜筋板に侵入．
39	×	ボールマン4型ではびまん性の病変が中心となり，病変がリンパ管，血管内に入りこむ．
40	×	進行胃癌の浸潤潰瘍型をボールマン3型という． ボールマン4型はびまん浸潤型．
41	×	転移を受けやすい臓器：肺，肝，副腎，骨髄など． 転移を受けにくい臓器：心，筋，脾など．
42	○	
43	×	胃癌，結腸癌など一門脈領域の癌は血行性に肝臓へ転移する．
44	○	
45	×	外陰部や下肢の癌はリンパ行性に鼠径リンパ節へ転移しやすい． 大腸の癌は血行性に肝臓へ転移する．
46	×	乳癌の転移は腋窩リンパ節が多い． 肺門リンパ節への転移が多いのは肺癌．
47	○	
48	○	
49	×	腹腔臓器の原発癌が腹腔内，腹膜に播種，ダグラス窩／直腸子宮窩に転移したものをシュニッツラー転移という．
50	×	脳腫瘍では脳圧が亢進して脳皮質や視神経の萎縮が起きる．
51	○	
52	×	悪性腫瘍では栄養が奪われるので，全身が消耗，衰弱し，体重が減少して悪液質を生じる．
53	○	
54	×	下垂体腺腫では成長ホルモン産生により末端肥大症を発生する．
55	○	
56	○	
57	×	副腎髄質細胞の腫瘍である褐色細胞腫ではカテコールアミンが分泌され高血圧を呈する．
58	○	
59	×	ダウン症候群やターナー症候群では先天性白血病をともなうことがある．
60	×	チェルノブイリ原発事故後周辺の小児に甲状腺癌が多発した．
61	×	広島，長崎の被爆者には白血病，甲状腺癌，乳癌，胃癌，肺癌などが多い．
62	×	造影剤トロトラスト（α線）により肝癌，悪性血管腫が多発した．
63	×	アニリンを用いる染料工場では膀胱癌が多発する． タールは皮膚癌を発生させることで知られる．
64	×	アフラトキシンは肝癌発生で知られる． 肺癌発生で知られるのはアスベスト．
65	×	バーキット・リンパ腫はEBウイルスが原因とされる． HCVはC型肝炎ウイルスで肝癌の原因．
66	×	成人T細胞白血病の原因菌はHTLウイルスである．
67	×	子宮頸癌，陰茎癌の発生にはヒトパピローマウイルスが関与している．
68	○	
69	×	タバコは肺癌のプロモーター，米食と食塩は胃癌のプロモーター． プロモーター：それ自体は発癌を誘起しないが，発癌効果／イニシエーションを受けた細胞の増殖を促進する．
70	×	成人／大人には肉腫より癌が多い． 大人は腫瘍の90％が癌，小児は腫瘍の90％が肉腫．

71	×	甲状腺癌は女性に多く，食道癌，喉頭癌，肺癌は男性に多い．
72	×	日本人には胃癌が多く，アメリカ人には膀胱癌が多く，黒人には食道癌が多い．
73	×	神経線維腫の1型であるレックリングハウゼン病は常染色体優性遺伝である．
74	○	
75	×	色素性乾皮症の人が紫外線にあたると皮膚癌が好発する．
76	×	エストロゲンは乳癌を増殖する．アンドロゲンは前立腺癌を増殖する．
77	○	
78	×	自己免疫疾患の患者は癌の発生頻度が高い．
79	×	家族性大腸ポリポーシスは腺腫が日を経て悪性化し腺癌となる．
80	×	癌真珠は（一般に高分化）扁平上皮癌にみられる組織学的特色である．癌真珠／角化真珠／ケラチン真珠：扁平上皮細胞の分化形質である角化が癌細胞巣に同心円渦巻き構造を作ったもの．
81	○	
82	×	胃の硬癌を呈するのは進行した印環細胞癌である．
83	○	
84	×	未分化癌は分化度がきわめて低く，細胞異型性が強く，発育速度が速く，転移を起こしやすく，予後不良で悪性度が高いものが多い．
85	×	小細胞癌は未分化癌の一種で悪性度が最も高い．
86	×	巨細胞癌は未分化癌の一型で悪性度が高く，早期にリンパ行性転移，血行性転移を起こす．
87	×	胃癌の印環細胞癌では癌細胞内に著明な粘液貯留が見られる．細胞外に粘液貯留を示すのは粘液癌
88	×	若年者や女性の胃癌で頻度が高いスキルス胃癌はボールマン4型に属す．
89	○	
90	×	大腸癌は直腸，S状結腸，回盲部に多い．
91	×	肝癌はB型・C型肝炎から進行した肝硬変（あるいは慢性肝炎）を発生母地とすることが多い．
92	○	
93	×	グロームス腫瘍は良性腫瘍である．
94	×	子宮癌のほとんどは子宮頸（部）癌である．
95	×	しこりの触知は乳癌の初発症状として80％以上に認められる．疼痛は10％くらいに認められる
96	×	前立腺癌は95％以上が腺癌

＊＊＊

＊1 悪性腫瘍の良性腫瘍との違いを項目ごとにあげよ．
1）増殖形式：浸潤性に増殖
2）増殖速度：増殖は速い
3）周囲との境界：境界が不明瞭
4）壊死の傾向：著しく壊死する
5）転移：広範囲に転移する
6）再発：再発しやすい
7）組織破壊：高度に破壊する
8）脈管内侵入：多い
9）全身への影響：明らかに全身へ影響する
10）生体への影響・悪液質：起きる
11）予後：悪い
12）腫瘍細胞の被膜：欠如する
13）腫瘍細胞の分化度：未分化
14）腫瘍細胞の異型性：強い
15）腫瘍細胞の核分裂像：多い

＊2 癌と肉腫との違いを項目ごとにあげよ．

	癌	肉腫
年齢	中高年者に多発	若年者に多い
転移路	リンパ行性が多い	血行性が多い
成長	はやい	よりはやい
硬さ	一般に硬い	比較的柔らかい
蜂窩構造	あり	なし
発生	外胚葉，内胚葉	中胚葉

＊3 上皮性良性腫瘍はどれか．
乳頭腫，ポリープ，腺腫
他は非上皮性良性腫瘍

＊4 上皮性悪性腫瘍はどれか．
扁平上皮癌，未分化癌
他は非上皮性悪性腫瘍

第10章 先天性異常，第11章 運動器の病理

1	×	染色体数45をモノソミーという．染色体数47はトリソミー．
2	×	猫鳴き症候群は常染色体異常症である．
3	○	
4	×	急性骨髄性白血病は16番染色体の逆位である．
5	○	
6	×	ダウン症候群は常染色体異常である．
7	×	猫鳴き症候群は第5染色体短腕の欠失である．21トリソミーはダウン症候群／蒙古症．
8	×	ターナー症候群は性染色体異常である．

9	×	クラインフェルター症候群は **47XXY** トリソミーである.
		45XO モノソミーはターナー症候群.
10	○	
11	×	妊婦がサイトメガロウイルスに感染すると子供に **黄疸, 血小板減少症, 小頭症** などを起こす.
		白内障や聴力障害を起すのは風疹の罹患.
12	○	
13	×	広島, 長崎の原爆の胎内被爆児に **大脳**の発育障害による小頭症がみられた.
14	○	
15	×	ダウン症候群は **高年出産**がハイリスクで 20 代は 1/2000 回の出産, 40〜44 は 1/100 の出産, 45 歳以上は 1/45 の出産に発生する.
16	×	ファロー四徴は **心室中隔欠損, 肺動脈狭窄, 大動脈騎乗, 右室肥大**を四徴とする心奇形. 右室から大動脈が左室から肺動脈が起始する心奇形は大血管転位.
17	×	動脈管開存では高圧の **大動脈**から低圧の**肺動脈**に血液が流れ左室の容量負荷となる.
18	×	メッケル（の）憩室は **回盲弁から 60〜90cm** に多くみられる.
19	○	
20	×	伴性劣性遺伝はX染色体上の劣性遺伝子により女性を介して **男性**に発症する.
21	×	デシエンヌ型（進行性）筋ジストロフィーでは **女子は保因者**となる.
22	×	両親が血友病の場合は **女子にも発現**する.
23	×	常染色体優性遺伝では両親の一方が罹患者だと男女差なく **子の半数**にあらわれる.
24	○	
25	×	大理石（骨）病／先天性骨硬化症は **常染色体劣性遺伝**を示す先天性疾患である.
26	×	骨粗鬆症／骨多孔症は骨の **絶対量が減少**し骨の形に異常はないが骨梁が減少して骨折しやすくなる.
27	○	
28	○	
29	×	レッテラー・シーベ病では細網内皮系細胞が異常 **増殖**する.
30	×	ハンド・シュラー・クリスチャン病は小児や若年者に発症し多くは **頭蓋骨**がおかされる.
31	○	
32	×	多発性骨髄腫／形質細胞性骨髄腫では血清中に M蛋白／ベンス・ジョーンズ蛋白が **増加**する.
33	×	関節パンヌスは **滑膜の炎症が関節軟骨に波及し浸潤により形成された肉芽組織**である.
34	○	
35	×	進行性筋ジストロフィー症は **遺伝性, 家族性, 進行性**の疾患である.
36	×	進行性筋ジストロフィー症デュシェンヌ型は **男子のみに発症**し（女子では保因者となる）, 結合織や脂肪組織の増殖がみられる.
37	○	
38	○	

＊＊＊

＊1　脂質蓄積症はどれか.
　　　ゴーシェ病, ニーマン・ピック病
　　　他は（先天性）アミノ酸代謝異常症

＊2　常染色体優性遺伝はどれか.
　　　マルファン症候群, フォンレックリングハウゼン病, 結節性硬化症, 家族性大腸ポリポーシス
　　　他は常染色体劣性遺伝

＊3　先天性代謝異常の欠損酵素は何か群から選べ.
　1）フェニルケトン尿症：フェニルアラニン水酸化酵素
　2）クレチン症：甲状腺ホルモン合成酵素
　3）白皮症：チロジナーゼ
　4）楓糖尿症：α-ケト酸脱水素酵素
　5）ホモシスチン尿症：シスタチオニン合成酵素
　6）先天性副腎過形成：21-水酸化酵素
　7）糖原病：グルコース-6-フォスファターゼ
　8）ゴーシェ病：グルコセレブロシダーゼ
　9）ニーマン・ピック病：スフィンゴミエリナーゼ

はり師・きゅう師国家試験問題解答

1．病理学の基礎
※出題なし

2．疾病の一般
問 1-2　　問 2-4

3．病因
問 1-1　　問 2-2　　問 3-2　　問 4-4　　問 5-4
問 6-4　　問 7-2　　問 8-3　　問 9-4　　問 10-3
問 11-1　問 12-3　問 13-2　問 14-4　問 15-3
問 16-3　問 17-2　問 18-2　問 19-4　問 20-1
問 21-1　問 22-1　問 23-4　問 24-2

4．循環障害／血液とリンパ，および関連するもの
問 1-3　　問 2-1　　問 3-2　　問 4-4　　問 5-4
問 6-3　　問 7-4　　問 8-3　　問 9-2　　問 10-4
問 11-1　問 12-1　問 13-2　問 14-3　問 15-3
問 16-2　問 17-4　問 18-1　問 19-4　問 20-4
問 21-3　問 22-4　問 23-4　問 24-2

5．退行性病変／代謝障害
問 1-3　　問 2-3　　問 3-2　　問 4-3　　問 5-2
問 6-3　　問 7-1　　問 8-2　　問 9-3　　問 10-2
問 11-2　問 12-3　問 13-4　問 14-4

6．進行性病変／活動性病変
問 1-1　　問 2-4　　問 3-1　　問 4-1　　問 5-3
問 6-1　　問 7-1　　問 8-4　　問 9-3　　問 10-2
問 11-4　問 12-2　問 13-4

7．炎症
問 1-3　　問 2-3　　問 3-3　　問 4-2　　問 5-4
問 6-1　　問 7-2　　問 8-2　　問 9-2　　問 10-2
問 11-4　問 12-1　問 13-1　問 14-1　問 15-3

8．免疫異常・アレルギー
問 1-3　　問 2-3　　問 3-2（1）　問 4-1　　問 5-3
問 6-1　　問 7-4　　問 8-2　　問 9-1　　問 10-3

9．腫瘍
問 1-1　　問 2-3　　問 3-4　　問 4-4　　問 5-2
問 6-2　　問 7-2　　問 8-2　　問 9-3　　問 10-3
問 11-4　問 12-1　問 13-3　問 14-4　問 15-2
問 16-4　問 17-2　問 18-2　問 19-3　問 20-3
問 21-2　問 22-1　問 23-1　問 24-1

10．先天性異常
問 1-2　　問 2-4　　問 3-4　　問 4-3　　問 5-1

11．運動器の病理
※出題なし

あん摩マッサージ指圧師国家試験問題解答

1．病理学の基礎
※出題なし

2．疾病の一般
問 1-4　　問 2-3　　問 3-2　　問 4-4　　問 5-4
問 6-3

3．病因
問 1-3　　問 2-1　　問 3-4　　問 4-2　　問 5-2
問 6-3　　問 7-1　　問 8-4　　問 9-4　　問 10-1
問 11-4　問 12-3　問 13-2　問 14-2　問 15-2
問 16-4（1）　問 17-3　問 18-2　問 19-1
問 20-4　問 21-4　問 22-1　問 23-3　問 24-4

4．循環障害／血液とリンパ，および関連するもの
問 1-1　　問 2-1　　問 3-4　　問 4-1　　問 5-2（4）
問 6-2　　問 7-2　　問 8-2　　問 9-4　　問 10-3
問 11-3　問 12-1　問 13-4　問 14-1　問 15-2
問 16-1　問 17-1　問 18-3　問 19-4

5．退行性病変／代謝障害
問 1-1　　問 2-1　　問 3-4　　問 4-3　　問 5-4
問 6-4　　問 7-2　　問 8-3　　問 9-1　　問 10-1
問 11-3　問 12-3　問 13-3　問 14-4　問 15-4
問 16-2　問 17-2

6．進行性病変／活動性病変
問 1-3　　問 2-2　　問 3-4　　問 4-4　　問 5-4

問 6-1　問 7-4　問 8-3　問 9-1　問 10-4
問 11-1　問 12-4　問 13-1　問 14-4　問 15-4
問 16-4

7．炎症
問 1-3　問 2-2　問 3-2　問 4-2　問 5-4
問 6-1　問 7-3　問 8-4　問 9-2　問 10-3
問 11-4　問 12-1　問 13-1　問 14-3

8．免疫異常・アレルギー
問 1-3　問 2-4　問 3-2　問 4-4　問 5-1
問 6-2　問 7-3　問 8-3　問 9-3　問 10-3
問 11-4　問 12-2　問 13-3

9．腫瘍
問 1-4　問 2-3　問 3-2　問 4-2　問 5-1
問 6-3　問 7-2　問 8-4　問 9-4　問 10-3
問 11-1　問 12-3　問 13-2　問 14-2　問 15-3
問 16-3　問 17-2　問 18-3

10．先天性異常
問 1-1　問 2-1　問 3-3　問 4-4　問 5-1
問 6-4　問 7-2

11．運動器の病理
※出題なし

■柔道整復師国家試験問題解答

1．病理学の基礎
問 1-3　問 2-3　問 3-4　問 4-3　問 5-4
問 6-3

2．疾病の一般
問 1-4　問 2-4　問 3-1　問 4-2　問 5-2
問 6-2, 3　問 7-3　問 8-4

3．病因
問 1-2　問 2-3　問 3-1　問 4-1　問 5-4
問 6-1　問 7-2　問 8-2　問 9-4　問 10-1
問 11-4　問 12-2　問 13-2　問 14-4　問 15-2
問 16-1　問 17-3　問 18-4　問 19-1　問 20-2
問 21-4　問 22-4　問 23-4　問 24-3　問 25-2
問 26-3　問 27-1　問 28-3　問 29-2　問 30-1
問 31-2　問 32-4　問 33-1　問 34-2　問 35-1
問 36-3　問 37-4　問 38-4　問 39-4　問 40-2
問 41-4

4．循環障害／血液とリンパ，および関連するもの
問 1-3　問 2-2　問 3-3　問 4-4　問 5-3
問 6-2　問 7-2　問 8-3　問 9-3　問 10-4
問 11-4　問 12-3　問 13-3　問 14-4　問 15-3
問 16-2　問 17-2　問 18-2　問 19-3　問 20-2
問 21-1　問 22-4　問 23-2　問 24-2　問 25-2
問 26-3　問 27-4　問 28-1

5．退行性病変／代謝障害
問 1-2　問 2-2　問 3-4　問 4-3　問 5-4
問 6-2　問 7-2　問 8-1　問 9-2　問 10-1
問 11-4　問 12-4　問 13-1　問 14-4　問 15-2
問 16-2　問 17-3

6．進行性病変／活動性病変
問 1-3　問 2-2　問 3-2　問 4-4　問 5-1
問 6-1　問 7-1　問 8-4　問 9-1　問 10-4
問 11-1　問 12-2　問 13-2　問 14-1　問 15-2
問 16-4　問 17-1　問 18-3　問 19-3　問 20-4
問 21-1　問 22-1　問 23-3

7．炎症
問 1-4　問 2-2　問 3-4　問 4-3　問 5-2
問 6-1　問 7-3　問 8-2　問 9-1　問 10-1
問 11-2　問 12-3　問 13-2　問 14-4　問 15-1
問 16-2　問 17-1　問 18-4　問 19-1　問 20-2
問 21-4　問 22-1　問 23-3　問 24-4　問 25-4
問 26-4　問 27-1　問 28-2

8．免疫異常・アレルギー
問 1-2　問 2-3　問 3-2　問 4-3　問 5-1
問 6-4　問 7-3　問 8-1　問 9-1　問 10-1
問 11-2　問 12-1　問 13-3　問 14-4　問 15-2
問 16-4　問 17-1　問 18-3　問 19-2　問 20-3
問 21-3　問 22-4　問 23-1　問 24-2　問 25-3
問 26-4　問 27-1　問 28-2　問 29-1　問 30-3
問 31-3　問 32-3　問 33-2　問 34-1　問 35-4

9．腫瘍
問 1-1　問 2-3　問 3-4　問 4-2　問 5-4
問 6-3　問 7-2　問 8-2　問 9-4　問 10-4
問 11-2　問 12-3　問 13-3　問 14-1　問 15-1
問 16-2　問 17-1　問 18-3　問 19-3　問 20-4
問 21-1　問 22-2　問 23-2　問 24-3　問 25-3
問 26-2　問 27-3　問 28-4　問 29-2　問 30-1
問 31-3　問 32-2　問 33-1　問 34-2　問 35-2

| | | | | | 問 36-2 | 問 37-1 | 問 38-1 | 問 39-1 | 問 40-3 | 問 16-3 | 問 17-3 | 問 18-3 | 問 19-4 |

問 36-2　問 37-1　問 38-1　問 39-1　問 40-3　　問 16-3　問 17-3　問 18-3　問 19-4
問 41-1　問 42-1　問 43-2　問 44-4　　　　　　問 20-2, 3　問 21-4　問 22-1　問 23-4
　　　　　　　　　　　　　　　　　　　　　　問 24-3

10．先天性異常

問 1-1　問 2-3　問 3-4　問 4-4　問 5-3
問 6-1　問 7-1, 2　問 8-4　問 9-4　問 10-4
問 11-4　問 12-4　問 13-1　問 14-2　問 15-3

11．運動器の病理

※出題なし

【参考図書】

・看護学生のための病理学：中村恭一(著). 第3版. 医学書院, 1986
・人体の構造と機能　解剖生理学：林正健二(編). メディカ出版, 2010
・病理学概論：東洋療法学校協会(編). 滝澤登一郎, 畠山茂(著). 第2版. 医歯薬出版, 2008
・新訂　目で見るからだのメカニズム：堺章(著). 医学書院. 2003
・武田薬報：堺章, 佐藤武男(著). 武田薬品工業株式会社
・ヒューマン・ボディ：ドーリング・キンダースリー(編), 小橋隆一郎(監訳). 主婦の友社, 2005
・図解生理学：中野昭一(編著). 医学書院, 2005
・病理学概論：全国柔道整復学校協会(監修), 関根一郎(著). 改訂第2版. 医歯薬出版, 2009
・解剖学：東洋療法学校協会(編). 河野邦雄, 伊藤隆造ほか(著). 医歯薬出版, 2010
・理学療法士・作業療法士　ブルー・ノート基礎編：柳澤健(編). 林典雄ほか(著). メジカルビュー社, 2005

　本書の図版の作成にあたり、上記の書籍の図版を改編および参考にさせていただきました。ここに記して感謝の意を表し、厚く御礼申し上げます。

影山照雄（かげやま・てるお）

1941年1月21日生まれ。早稲田大学中退後、日本鍼灸理療専門学校本科を1980年に卒業、東京鍼灸柔整専門学校教員養成科を1985年に卒業。学校法人花田学園教員、河合塾学園トライデントスポーツ医療看護専門学校非常勤講師、ミャンマー国立マンダレー伝統医療大学非常勤講師を務める。著書に、『受験ポイントマスター』シリーズ(監修)、『鍼灸最前線』(分担執筆)、『痛み疾患の治療―その治療と実践―』(共著)がある(すべて医道の日本社)。

国家試験対策 病理学マスター　柔道整復師／あん摩マッサージ指圧師／はり師・きゅう師

2011年6月30日　第1版1刷発行
2020年4月20日　第1版2刷発行

著　者　影山　照雄
発行者　戸部慎一郎
発行所　**株式会社 医道の日本社**
　　　　〒237-0068　横須賀市追浜本町1-105
　　　　電話(046)865-2161
　　　　FAX(046)865-2707

2011 ©IDO-NO-NIPPON-SHA, Inc.
印刷：図書印刷株式会社／イラスト：MKグラフィックス
ISBN978-4-7529-5148-3 C3047